U0317459

岐黄求医
——阴斌临证治验精要

主　编　阴　斌　田　露

副主编　王洪武　赵　杨　王　蕾

编　委（按姓氏笔画排列）

于晓宇　李　芳　李　莉　李述萍

张　磊　张　璐　陈宇昕　庞　娜

赵奕暄　段乐丹　郭　硕　黄喜刚

黄燃浩　崔　萌　韩如冰

人民卫生出版社

图书在版编目（CIP）数据

岐黄求医：阴斌临证治验精要 / 阴斌，田露主编.
—北京：人民卫生出版社，2017
ISBN 978-7-117-25845-6

Ⅰ. ①岐⋯　Ⅱ. ①阴⋯ ②田⋯　Ⅲ. ①中医临床 -
经验 - 中国 - 现代　Ⅳ. ①R249.7

中国版本图书馆 CIP 数据核字（2017）第 331336 号

人卫智网	www.ipmph.com	医学教育、学术、考试、健康，
		购书智慧智能综合服务平台
人卫官网	www.pmph.com	人卫官方资讯发布平台

版权所有，侵权必究！

岐黄求医——阴斌临证治验精要

主　　编：阴　斌　田　露
出版发行：人民卫生出版社（中继线 010-59780011）
地　　址：北京市朝阳区潘家园南里 19 号
邮　　编：100021
E - mail：pmph @ pmph.com
购书热线：010-59787592　010-59787584　010-65264830
印　　刷：北京画中画印刷有限公司
经　　销：新华书店
开　　本：710×1000　1/16　　印张：11
字　　数：158 千字
版　　次：2018 年 1 月第 1 版　2018 年 1 月第 1 版第 1 次印刷
标准书号：ISBN 978-7-117-25845-6/R・25846
定　　价：39.00 元

打击盗版举报电话：010-59787491　E-mail：WQ @ pmph.com
（凡属印装质量问题请与本社市场营销中心联系退换）

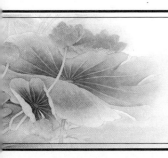

内容提要

　　本书主要从名家传略、学术思想撷华、临证治验精要、典型验案精析、从医笔记 5 方面向读者介绍阴斌教授一生于岐黄之道求索的心得与收获。从临证治验精要与典型医案精析中，读者可以学习到阴教授在治疗呼吸系统、心脑血管系统、消化系统疾病以及疑难杂症等方面的经验；在从医笔记中，读者可以学习到阴教授精研《黄帝内经》的心得体会。本书不仅便于读者学习阴斌教授一生所学所用之精华，更展现了一名中医名家的医道求索之风采，适合中医初学者、中医临床工作者阅读参考。

序 一

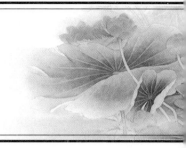

　　阴斌教授离开我们已经五年多了，但他的言谈笑貌仍历历在目，不能忘怀。近日拜读了《岐黄求医——阴斌临证治验精要》的书稿，见稿思人，颇有感悟。

　　阴斌教授是我校知名教授，从事教学与医疗工作四十余年。教书育人，诲人不倦，曾多次被评为优秀教师；治学严谨，学识深厚，功于《黄帝内经》教研，并形成经典理论密切联系临床实践的特色；临床应诊，长于内科，辨证论治，循道求真，遣方用药，皆有法度。

　　阴斌教授朴实无华，为人低调，待人诚恳，勤于学问。读过此书，更觉其做学问也如其人，大道若简。将经典理论融会贯通，尤致力于用，用中医经典理论解决临床难点问题，独有见解。如神明与肾的关系论述，在神明统之于心外，更发挥了肾在神明生长，肾与脑髓关系，提出神明根之于肾之说，颇有见地。除丰富了对神明生理的认识，对临床神明病的治疗也有指导意义。再如对水肿病的病因病机认识，现多从脏腑功能失调论述，但阴斌教授更是究《内经》"五藏阳以竭也，津液充郭"之原旨，提出"阳失宣畅，阴无以化"为水肿病的基本病机，更显挚肯中的，可见其对经典研读之精。

　　阴斌教授热爱教学工作，课堂讲授理论联系实际，内容深入浅出，颇受学生好评。忆往他在门诊时，身旁围着很多学生，随诊有本科生、研究生，也有留学生，边看病边讲解，循循善诱，诲人不倦的影像一直定格在脑海中。我见到的很多毕业学生都念念不忘感恩他的教导和培养。

　　这本书参编者，是阴斌教授的历届学生，他们将老师的门诊医案及临床处方进行了分类整理，通过名家传略、学术思想撷华、临证治验精要、典型验案精析及从医笔记5个方面,环环相扣,系统总结阴教授的学术思想和学术经验,特别将中医经典和临床实践紧密结合,剖析理法方药,并在应用中加以继承发扬。对于中医学子和青年医生"读经典、做临床"都有很好的启迪和收益。

为纪念阴斌教授,弘扬阴斌教授学术成就,传承其学术经验,田露等老师们做了非常有意义的工作,这也是对阴教授最好的纪念。

书将付梓,愿为书序。

中国工程院　院士

中国中医科学院　院长　　张伯礼

天津中医药大学　校长

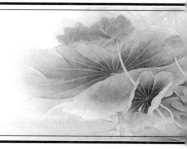

序 二

津沽大地，人杰地灵，名医辈出。在这方沃土之上，天津中医界历代先贤在秉承中医传统理论与实践基础上，吸纳现代医学思想和技术，通过大量的科学实验和实践应用，积累了丰富的临床经验，具有鲜明的学术特点和不可替代的学术地位。

天津中医药大学作为国内知名的集临床、科研、教学为一体的中医高等教育学府，在中医药的继承与创新方面都取得了可喜的成绩和突破。

在天津中医药大学众多作出成绩的教师当中，我不能不提一位杰出的、有着很高学术水平的、我的多年好友阴斌教授。我与阴斌熟识多年，他勤奋好学、治学严谨、为人纯厚、做人低调、待人热情，终年工作在医、教、研第一线，在传承发扬中医药学，尤其在治疗呼吸系统、心脑血管系统、消化系统疾病以及疑难杂症等方面，有很深的造诣并取得很好的成绩，受到中医业内及广大津门患者的赞誉。

他的学生在跟师学习的过程中有感于其显著的临床疗效，于是在阴斌教授辞世后的几年中，将其学术经验、学术思想进行梳理挖掘，将其临床验案进行分类整理，编写了一本临床经验集，以推广他的临证经验。这一举措实乃有益之探索，使薪火传承，造福百姓。

希望后学者能认真研究阴斌教授的学术思想、临证经验，总结中医药学术创新的规律，为中医药事业的发展做出积极而有效的贡献。

国医大师 张大宁

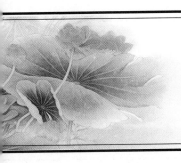

前　言

　　已故天津中医药大学阴斌教授，生前系九三学社天津市文教委员会委员，香港亚洲中医医院客座教授。从事医疗与教学工作40余载，治学严谨、学识深邃，精于《黄帝内经》，喜读古今验案，重视理论联系实践，熔岐黄、仲景之学及历代众家之长于一炉，辨证遣方，一丝不苟。

　　作为阴教授的学生，感恩于教授生前的谆谆教诲，希望将教授宝贵的学术经验流传于后世。阴教授走后不久，师母在整理教授的遗物时，发现了他生前留下的一些临床病案及处方。当师母把这些资料交到我们手里的时候，我们如获至宝，萌生了撰写本书的想法，以一部阴斌教授临证经验集来缅怀我们的恩师。

　　学生们将教授生前的临床处方及门诊病案进行分类整理，挖掘其学术思想和学术经验，梳理出内、外、妇、儿等近三百余个系统疾病的病案，从中选取百余个有代表性的病案。本书由多年随师跟诊的学生编撰整理，并通过医案的按语分析，阐释其学术思想和特色。

　　本书分生平传略、学术思想、临证经验、医案选介、从医笔记5个部分，并在最后附阴斌教授的论文著作，以便读者进一步领略教授的风采。

　　因囿于收集范围和整理者的能力，不能更臻完善地彰显教授的学术水平，只能为吾辈同道抛砖引玉。

　　承蒙中国工程院院士、中国中医科学院院长、天津中医药大学校长张伯礼教授和中国著名肾病专家、国医大师张大宁教授为本书作序。

　　感谢阴师母对我们的信任和帮助，感谢所有参与本书编写工作的全体同仁！书中阙漏错误之处，敬请各位专家和读者指正批评。

编　者

目　录

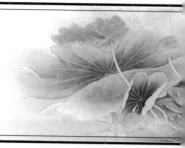

第一章　名　家　传　略

阴斌教授于 1965 年毕业于天津中医学院，毕业后分配至学院附属王串场中医院（即今之天津中医药大学第二附属医院）任住院医师。由于中医基本功扎实，阴斌教授能正确运用中医辨证论治理论处理常见病、多发病，颇得患者好评。在病房、急症工作中，他逐步掌握中西医诊治方法及抢救技能。其间，有幸受到肝病专家邢锡波、内科专家杨锦堂、妇科专家王敏之等名师的谆谆教诲，使其医疗技能不断提高，可谓获益匪浅。在调入急诊部期间，阴斌教授又深得王鸿烈教授的指教，对运用现代医学诊疗方法、结合传统中医药抢救多种急重病证进行了深入地探讨，从而在此方面积累了丰富的临床经验。

上世纪 70 年代初，阴斌教授为支援农村医疗而调入天津西郊第一防治院。在从事医疗工作之余，他相继培养了一批又一批基层医生，通过系统培训，使其能较好地运用中医辨证论治方法处理常见病、多发病，迅速提高了当地的医疗水平。

多年来尽管教学及社会工作繁重，但阴斌教授仍笔耕不辍，在国内外医学杂志上发表多篇论文，并参编《黄帝内经研究大成》《中国名医名著名方》等多部著作，编撰大专教材《中医经典著作选读》及《内经复习指南》，主审《实用植物本草》一书，参与新药"和胃安眠丸"及"清肺消炎丸"的研究。阴斌教授于 1998 年退休后仍继续发挥余热，被天津中医学院聘为教学督导，为振兴中医药事业贡献力量。

阴斌教授精于医术、勤于教学，培养后学不遗余力，为中医药事业默默奉献 40 余载。

喜读经典，精于临床

阴斌教授自留校从事医疗与教学工作后，先后在门诊、病房及内科急症工作。他擅治内科杂病，喜读中医经典，掌握现代医学诊疗方法，融古今诸家之长，尤对中风、咳嗽、肝病及脾胃情志诸病的治疗独具心得，并提出相关的治疗规律，逐步形成了个人独特的学术观点。平日里，阴斌教授的求诊者络绎不绝，因其疗效显著，而备受患者的关注。阴斌教授在从事急症工作的同时，亦在开拓以中医药为主治疗急症的新思路方面倾注了大量心血。

重视科研，参与新药研制

从 1983 年开始，在改革开放新形势的推动下，阴斌教授参与达仁堂制药厂共同开发"清肺消炎丸"的研制工作。他身为课题研究的主要成员之一，先后完成了临床调研、方案设计、处方研究以及对所涉及药物成分进行传统理论与现代药理的分析等一系列工作。在主持 II 期临床实验期间，不仅承担其中 150 例的观察任务，还分别汇总另外两院的观察资料。对全部 327 例的实验观察作出系统完整的疗效分析报告。

上述 327 例的临床观察，以上呼吸道感染、急性支气管炎、慢性气管炎急性发作和继发肺部感染为主要病种，以风热、风寒化热、痰热和热哮为主要证型，以发热、咳、喘、痰为主要症状。分析结果表明，本品疗效显著，其有效率为 93.60%，显效率为 75.50%。其中药理分析经中国中医研究院进行实验，证明本品对止咳、消炎、祛痰、止喘等作用均属上乘（各项指标均超过 90% 以上），经过多年研制，最终获【89】卫药准字 Z—08 号第三类中药，1990 年投产走向市场。同时本品被批准载入"中国药典"列入国家中药保护品种。现今，"清肺消炎丸"已列入天津市甲型 H1N1 流感治疗方案。

传道解惑，诲人不倦

阴斌教授长于《内经》，熟读经典，勤于临证，博采众长。在长期从事医疗与教学的同时，对后学不忘"传道解惑"，循循善诱，十分重视人才的培养。从1997年至2008年参与天津中医学院附属保康医院门诊工作以来，每年皆有众多本科生、留学生及硕士研究生随其应诊。据不完全统计，随诊学生多达数十名。平日诊务闲暇之时，阴斌教授边实践、边讲解，主要以强化理论与实践相结合为主旨，渗透理法方药的综合运用，诸如辨证须知、古方今用、组方原则、药物配伍、用药剂量等等，使学生在潜移默化中得到不同程度的提高。至今已有不少学生分配到临床第一线，成为各单位不可或缺的中坚力量。

此外，作为中医学院九三学社的组织委员、副主任委员，阴斌教授对支社工作倾注了全部心血，在不断加强支社自身建设的同时，始终围绕学院的中心工作，积极献计献策。由于阴教授工作成绩显著，支社于90年代曾两次获得"全国社务先进支社"的称号。

阴斌教授在平凡的教学与医疗岗位上兢兢业业、默默耕耘了数十载，为振兴中医药事业贡献了所有的光和热！

第二章　学术思想撷华

一、阐释《内经》奥义，密切联系实践

阴斌教授从事《内经》教学以来，从不囿于随文顺释的研究方法，而重在联系临床实践，考《内经》之论治多详于针刺而疏于方药，故于研读之中细玩经旨，尤对有关理论指导后世临证遣方的体会多有心得。兹就《内经》阴阳清浊升降出入理论联系后世的益气聪明汤为例，试析如下。

《素问·阴阳应象大论》有"清阳为天，浊阴为地；地气上为云，天气下为雨；雨出地气，云出天气"之记载。意指自然界的清阳之气上升而为天，浊阴之气下降而为地；地气蒸发上升而为云，天气凝聚下降而为雨；雨虽下降于天，却是地气之所化；云虽是成于地气，却赖天气的蒸发。若究其经旨，是以天地云雨的形成为例，阐明了自然界阴阳之气的清浊升降以及互根转化的规律。故承前文又云"清阳出上窍，浊阴出下窍"，乃言人体的生理变化亦如同天地阴阳升降之理。故曰："言人之阴阳，犹云之升，雨之降，通乎天地之气也。"语言虽简，却颇为中肯。

观文中之"上窍"，是指耳、目、口、鼻等头面部七窍。"下窍"，系指前后二阴。这里的"清阳"，可引申为呼吸之气及发声、视觉、听觉、味觉等功能赖以发挥作用的精微物质。若清阳不升，不能上奉，则势必导致各种功能的衰退甚或失灵。由斯观之，《内经》阴阳清浊升降出入理论，对于解释人体某些生理现象、病理变化，乃至临床实践均有重要的指导意义。临床治疗耳目不聪所沿用的益气升阳之法，即导源于此。

阴斌教授考李杲之《东垣试效方》所载益气聪明汤，其是为中气不足、

清阳不升所致之内障目昏、耳鸣耳聋等症而设。方由黄芪、甘草、人参、升麻、葛根、蔓荆子、白芍、黄柏所组成,功擅益气升阳、聪耳明目。然值得指出的是,李氏在宗承《内经》理论的基础上,进一步强调居于中焦的脾胃,乃是人体精气升降的枢纽。只有中气充盈、脾胃健运,方能维持"清阳出上窍,浊阴出下窍"的正常升降运动。故阴斌教授认为该方重在补中益气,俾化源充足、升降有序,则清阳之气为之上举,故其诸恙自除。

《内经》云"清阳出上窍",即十二经脉清阳之气皆上于头面而走空窍。方中取参、芪甘温以补中、甘草甘缓以和中,三药合用资后天、益脾胃,冀"清阳之气"得以化育,此澄源图本之治也。

大凡清阳不举,上窍不利,则诸恙难除。故选葛根、升麻、蔓荆之轻扬升发,意在鼓舞胃中清气速以上行而充养于头面,于是中气既足,清阳以升、上窍通利,其耳目不聪之候安能不愈。

盖目为肝窍,耳为肾窍。故方中又取白芍之敛阴和血、黄柏之益肾生水,二者平肝滋肾,以行向导之功,即引诸药上趋耳目而共奏功效。可见,阴斌教授深得《内经》之旨,将益气聪明汤治疗耳目不聪的方法运用于临床,医理阐释至精至微,方药分析丝丝入扣。此外阴斌教授提出的诸如阳亢"煎厥"与镇肝熄风汤,阴气"冒明"与局方黑锡丹等,与上述益气聪明汤均有异曲同工之妙,在此不再赘述。

阴斌教授对于《内经》临床遣方的深入研讨无疑对开拓新的研究思路和不断丰富《内经》临床治疗学内容具有积极的意义。

二、论神明与肾的关系不容忽视

"神明"一词,一指人的精神意识活动,又泛指人体生命活动的外在表现。众所周知,神明统属于心无可非议,但阴斌教授认为其与肾的关系亦不容忽视。

《明堂五脏论》谓:"肾者,引也,为言引水谷和利精神。"大抵肾之气化功能正常则五脏六腑之精下藏之,精足持守则气化常行而不已。又肾藏先天之精,而脾化后天之精,两精相搏,神即随之始生。故《灵枢·本神》云:

"两精相搏谓之神。"《灵枢集注·卷一》云:"《平人绝谷》篇曰:神者,水谷之精气也。盖本于先天所生之精,后天水谷之精而生此神,故曰两精相搏谓之神。"可见肾之一"引"则化水谷、坚其精、生神智,即所谓神明之产生根于肾也。

《灵枢·经脉》云:"人始生,先成精,精成而脑髓生。"《素问·逆调论》亦谓"肾不生,则髓不能满",说明脑髓之聚皆有肾精所化生,又得益于后天水谷之补充。至于脑的功能,《灵枢·大惑》言:"五脏六腑之精气,皆上注于目而为之精,……上属于脑。"又《灵枢·海论》谓"脑为髓之海""髓海不足则脑转耳鸣"均提示人的视觉与听觉之用俱与"脑"息息相关。明·李时珍首次明言脑与精神活动关系密切,故称"脑为元神之府"。清·王清任进一步发挥言:"灵机记性在脑者,因饮食生气血,长肌肉,精汁之清者,化而为髓,由脊髓上行入脑,明曰脑髓。"两耳通脑所听之声归脑;两目系如线长于脑,所见之物归脑;鼻通于脑,所闻香臭归于脑;小儿周岁脑渐生,舌能言一二字。观王氏所云之灵机,即指知觉而言,他把记忆感官等功能统归于脑。由斯观之,"脑"之所以参与神明相关活动实则皆以肾精之奉养为根本。《素问·灵兰秘典论》有云:"肾者作强之官,伎巧出焉。"从另一侧面道明精足髓充则脑满,脑丰则多智多慧,故言"伎巧出焉"。唐容川在《医经精义》中亦说:"精以生神,精足神强,自多伎巧。髓不足者力不强,精不足者智不多。"可见,精生于肾,得后天水谷之资助而孕育神的生成。然肾主骨生髓,髓由脊上聚为脑,从而产生"神明"的相关活动,故谓"神明"根于肾而通于脑。

至于一切精神思维意识活动之神的表现无不源之于心,这里不必赘述。就人体而言,心主一身之火,属阳;肾主一身之水,属阴。在生理状态下,位居于上的心火,必须下降,以温养肾水;位居于下的肾水,必须上承,以济制心火。这一阴阳交感、互根互济的现象,又称之为"心肾相交""水火既济",它不仅确保两脏的功能正常,同时还为协调诸脏、维持全身有序的机体活动发挥着重要的作用。显然,人之"神明"活动亦无一例外地包含其中。总之,神明统之于心,但根之于肾,此与心、肾的关系尤为密切。

三、观《内经》"厥""巅疾"之论,释今之"脑卒中"

脑卒中,俗称"中风",是一种急性非外伤性脑局部血供障碍引起的局灶性神经损害,又称脑血管意外。它包括脑出血、蛛网膜下腔出血、脑血栓形成、脑梗死等,常见于中年以上患者,多与高血压、动脉硬化有关。临床上以突然意识障碍、肢体瘫痪为其主要特点。阴斌教授于临证之中,观《黄帝内经》"厥""巅疾"之所论,认为其病状表现与今之"脑卒中"颇相符合。

厥,《内经》言"厥"亦谓"是以气多少,逆皆为厥"(《素问·方盛衰论》)。考《内经》全书所载,厥之名义繁多,统言之不越三端:一指四肢逆冷而厥,二指气血悖逆致成昏厥,三指六经不和之厥。然其中唯以昏厥之类的论述,则与"脑卒中"的病因病理、临床表现,以及诊断、预后等内容息息相关。

《素问·生气通天论》曰:"阳气者,烦劳则张,精绝,辟积于夏,使人煎厥。目盲不可以视,耳闭不可以听,溃溃乎若坏都,汨汨乎不可止。"再《素问·生气通天论》有云:"阳气者,大怒则形气绝,而血菀于上,使人薄厥。有伤于筋,纵,其若不容。"又《素问·调经论》言:"血之与气,并走于上,则为大厥,厥则暴死,气复反则生,不反则死。"

上述三厥病变,皆发于人体高位之头(脑),故统言巅疾。由逆气致厥是为发病之因,"巅疾"系为病变之所,阴斌教授谓二者名虽异,实则互为因果,一脉相承。且提出此与现代所言之高血压、动脉硬化病患者,因血压骤升或血液黏稠不行而致的脑卒中发病学观点是一致的。

巅疾,古病名,《内经》中多属巅顶部位发生病变的一类疾病。考巅疾之论,涉及《素问》多篇,尤对因厥而成巅的病机、症状、脉诊、预后等方面论述颇丰。阴斌教授认识到《内经》言巅疾的病机多责之于"下虚上实",与肝肾关系密切,且以"阳亢于上"为其主导,提出脑卒中患者发病时出现头痛,在于"气上不下"(即血压上升),而气上不下的形成又在于阴虚于下,阳亢于上。据此,阴斌教授遂将育阴潜阳之法多运用于临证之中。

《内经》论"巅疾"的证候,系以病起急骤、"振掉""昏仆""九窍皆塞"等为其特点,如《素问·五常政大论》"其动掉眩巅疾",《素问·著至教论》"三阳并至,并至如风雨,上为巅疾……病起疾风,至如霹雳,九窍皆塞,阳气滂溢"。阴斌教授认为《内经》所论巅疾之表现与脑卒中发作时的剧烈头痛、眩晕,或肢体肌肉颤动,乃至意识模糊的症状基本一致。

关于巅疾的脉象在《素问·玉机真脏论》中有云:"春脉如弦,何如而弦?……其气来实而强,此谓太过……太过则令人善忘(新校正作"怒"),忽忽眩冒而巅疾。"又《素问·脉要精微论》言:"来疾去徐,上实下虚,为厥巅疾……浮而散者为眴仆。"可见诊断巅疾的脉象主要是弦实而强,上实下虚。阴斌教授观今之脑血管意外患者,由于动脉压力增强则脉体涨大,血压升高,故其脉多呈亢大弦实之象。若病势逆转,一旦脉失冲和,及至真脏脉现,两尺由弱至微则令生命危在旦夕。此与上述巅疾之脉亦颇吻合。

四、从脏腑功能失调角度阐释水肿病

《内经》阐述水肿的病机,主要突出脏腑功能失调以致聚水为水肿的观点。无论外感内伤,总与肺、脾、肾三脏最为密切,又与肝及三焦、膀胱等脏腑息息相关。阴斌教授根据《内经》所论,将水肿病的病机归纳于下:

(一)阳失宣畅,阴无以化

《素问·汤液醪醴论》:"其有不从毫毛而生,五藏阳以竭也,津液充郭,其魄独居。"说明五脏阳气被阻,遏抑不布则令津液不化为肿。从而揭示了阳失宣畅,阴无以化,是产生水液潴留的基本病机。

(二)其本在肾,其末在肺

"其本在肾,其末在肺,皆积水也",语出《素问·水热穴论篇》。主要突出水肿病的发生当责之肺、肾二脏。盖肾者主水,内寓元阳,为人体水液代谢之动力。肾阳充足则水津蒸腾于皮肤而为汗,气化于膀胱而为溺;肾阳不足则关门不利,聚水而从其类,故云水病本之于肾。然肺者主气,水之运行必赖肺气宣发布散,始能水道通调,下输膀胱,故有"肺为水之上源"之说。若风邪外袭,内舍于肺,气失宣降,水道不通,风遏水阻,发为水肿,则言其标在肺。

(三)中州不运,其制在脾

《素问·阴阳别论》"三阴结,谓之水",意指水肿之病与手、足太阴以及肺、脾相关。盖脾居中州,运化水湿,其有"转味入出"和"散精"作用,故能"制水"。后世张景岳彰扬经旨,补充"水惟畏土,其制在脾"之说,遂使水肿病机理论更臻完善。况且脾之与胃,互为表里,同属中土,又为胃行其津液,则"肾者胃之关也,关门不利,故聚水而从其类也"(《素问·水热穴论》)的论点,也实寓"其制在脾"之深意。

综上所述,《内经》论肿,莫不与阳失宣畅,水津不化,以及肺、脾、肾三脏功能失职关系至密。除此之外,尚有"肝脉……其耍而散色泽者,当病溢饮"(《素问·脉要精微论》)和"三焦不泻,津液不化,水谷并行肠胃之中……水溢则为水胀"(《灵枢·五癃津液别》)等记载,说明肝之藏血、疏泄功能失职,三焦决渎气化功能失司,亦可导致聚水而成为水肿。

综上可见,阴斌教授熟谙《内经》之旨,深悟其奥,勤于行之,此为后学理解和运用《内经》理论提供了典范,对继承和发展《内经》学术具有重大意义。

第三章　临证治验精要

第一节　中风分期论治经验

脑中风属危重疾病,临床极为常见。中医学对该病早有认识,两千多年前的《内经》中就有"厥""仆击""偏枯"等记载。自《金匮要略》以降,后世辨识中风,多采用中经络、中脏腑等分类方法,以区别本病的深浅层次。但阴斌教授通过多年的临床实践,认为若将中风病程所表现的先兆、卒中、后遗三阶段作为分期论治的指导更为贴切。这不仅能执简驭繁,且对中西医辨证与辨病的密切结合也颇有裨益。

一、先兆期

此为肝气横逆,痰火激荡以致风阳亢动的过程,属于卒中的前驱症。临床有远近之分:

1. 远期先兆　远期先兆大致属于肝之气火、风阳逐渐酝酿的阶段。一般多见眩晕头涨,肢麻足软,或一时性肌肉抽动,脉弦滑数或虚大等症。治宜平肝降火兼息风通络。选用天麻、钩藤、黄芩、草决明、夏枯草、地龙等。若目眩头重,呕呃痰涎,可酌加茯苓、半夏、胆南星之类。

2. 近期先兆　为前者末期之肝风内旋阶段,近似高血压脑病(脑血管痉挛)之发作,有即成卒中神昏之虞。常见眩晕头痛、血压突升,或肢摇抽搐、或一时性失语、或一侧肢体不用,其脉弦劲数大。急宜潜阳息风,育阴缓痉。方用羚羊角、钩藤、生龙骨、生牡蛎、龟甲、白芍、玄参、怀牛膝、全虫等品。如喉中痰鸣,酌加竹沥水、猴枣粉之属。如救治及时可在短期内缓解而恢复正常。

二、卒中期

为中风暴发阶段，证见猝然昏仆，口㖞流涎，手足不遂，或言语不利。因其证候表现不一，故有闭与脱之辨。

1. 闭证　突然昏仆，牙关紧闭，口噤不开，两手握固，肢体强痉，或喉中痰鸣。其阳闭者，兼面赤身热，躁扰不宁，苔黄糙，脉弦滑数。急予辛凉开窍，先化服（或鼻饲）局方宝丹一粒。痰多昏睡者，加服竹沥水，如证无恶化可继服醒脑清降之钩藤、羚羊角、灵磁石、怀牛膝、菖蒲、郁金、大黄等品。若得大便通下，乃脑中血热下行之佳兆。阴闭者，面白唇暗，静而不烦，四肢不温，痰涎壅盛，苔白腻，脉沉滑而缓。宜辛温开窍，祛痰息风。先化服苏合香丸一粒，并煎服钩藤、菖蒲、郁金、茯苓、胆南星、清半夏、陈皮等味。

2. 脱证　突然神昏仆倒，意识全丧，目合口开，鼻鼾息微，手撒肢冷，汗多，二便失禁，血压骤降，脉微欲绝或浮无根。证势危急，多因脑出血广泛而加速亡阳。治宜回阳固脱，选用人参、附子、生龙骨、生牡蛎、生牡蛎、山萸肉、炙甘草等，以固护一息浮越之阳气。

三、后遗症期

大凡卒中苏后，风火渐趋平定，已脱险途。但多遗留半身不遂、口眼㖞斜、言语不利，或神志呆痴，或遗溺哭笑等症。一般舌质偏暗，其脉弦细少力。治宜益气通经为主，选用黄芪、当归、赤芍、地龙、桃仁、川芎、鸡血藤、豨莶草等。若偏于口歪加全虫、僵蚕，偏于失语加远志、菖蒲。肝肾虚可参用地黄饮子；偏枯日久可加穿山甲、水蛭之类，或以安息香、麝香，三七等适量研冲以助振颓启痹之功。

综上可见，中风一病，其病因以积损正衰为主，病位在脑，常涉及心、肝、脾、肾。其病机多由气血逆乱，导致脑脉痹阻或血溢脑脉之外。论其病性，多为本虚标实，在本为肝肾阴虚、气血衰少，在标为风火相煽、痰湿壅盛、瘀血阻滞、气血逆乱。治疗方面，应结合病期及证候特点。

以上介绍了阴斌教授临床常采用的平肝降火、息风通络、潜阳育阴、豁痰开窍、回阳固脱、益气通经等方法，以供同道参考借鉴。

第二节 眩晕治验六法

眩晕,系临床常见病证,以头晕、眼花为主要证候,中老年患者居多。

阴斌教授经过多年临床实践,对眩晕治疗颇具经验,总结治眩晕六法,简介如下,以窥其意。

一、平降气血法

适用于精神抑郁、善怒太息、气满胸腹、眩晕头涨、苔薄脉弦。

肝属木,喜条达,主动主升。若情志郁怒则肝气横决引动经气上逆而致眩晕。然血与气关系最密,血无气则不行,气无血则不润。气能帅血,血随气行,是为常度。今肝气上逆则血必随之。正如《素问·生气通天论》曰:"大怒则形气绝,而血菀于上,使人薄厥。"欲平降冲逆,当以降气为先而血必随之,故治以紫苏子、降香、旋覆花、莱菔子、怀牛膝为基本方。若挟火者加黄芩、夏枯草,挟痰者加天竺黄、胆南星,阳亢者加生石决明、珍珠母。诸药协调则眩晕始平。

二、清泻肝火法

适用于头痛昏眩、口苦易怒、目赤耳鸣、心烦不寐、心悸不宁、舌红苔黄、脉弦数。

郁怒伤肝,气逆火升,所谓"气有余,便是火",因其火性炎上,必见头痛目眩,面红耳赤,心中烦扰不宁,夜少安寐。此非苦寒直折而不得其平。故宜龙胆草、生石决明、黄芩、栀子、生地黄、芦荟之类。但据临床所见,有因烦虑不息,曲运神机以致心阳亢,心火炽,挟肝火上冲者,又当加入川黄连、莲子心、竹叶等品,以共奏其效。

三、育阴潜阳法

适用于眩晕,头痛且空,目涩口干,耳鸣心悸,腰膝酸软,舌红苔薄黄,脉弦尺弱。

阴虚在肾，阳亢在肝。病发之中或因阳亢竭阴，或因水不涵木，均为阴阳失衡而呈现下虚上实之势。治当滋育与潜镇并举。用生地黄、玄参、女贞子、山茱萸、白芍、代赭石、龟甲、生龙骨、生牡蛎、生牡蛎、珍珠母、生石决明之品则诸恙可除。若阳亢鸱张，清窍被扰，可重在潜镇；若阴虚为重，腰膝乏力，可强化滋培。孰轻孰重，咸归医者明辨之中。

四、柔肝息风法

适用于头目眩晕、头重脚轻、肢体麻木或筋惕肉瞤，甚则抽搐或言语不利或一侧肢体失灵，舌红、脉弦劲。

《内经》云："诸风掉眩，皆属于肝。"盖肝为风木之脏，善动而不居，体阴而用阳。若恼怒忧思，阴液失养，木少滋荣则阳动化风。肝风上扰则头目昏眩，旁走四肢则肢体动摇。纵观上证，诚属阳亢风动，阴虚血燥所致。故欲息风则必柔肝体，宜天麻、钩藤、白芍、生地黄、龟甲、鳖甲、生石决明、怀牛膝、玳瑁等品，俾肝柔风息则诸恙自愈。

五、平肝豁痰法

适用于头目昏眩，面时潮红，嗳呛气逆，痰迫喉间，甚则胶固难化或言语不利，脉弦大而滑。

体态丰腴，平素醇酒厚味则酿湿助热，滞留中焦，故动火而痰生。当值风阳鼓动之际，每成痰火激荡之势或阻廉泉，或扰清窍而发眩晕。治宜天麻、钩藤、珍珠母、川贝母、天竺黄、胆南星、竹沥水、牛黄、羚角等，如痰稠迫促喉间可酌加猴枣粉少许则疗效更佳。

六、和胃降浊法

适用于眩晕头痛，头重如裹，胸间恶心或呕恶痰涎，舌苔白腻，脉象弦滑。

脾司运化，胃主和降。中阳不振，令脾胃升降失常，于是蕴湿为浊，聚而生痰，以致浊阴上逆，清阳不展，气血运行失畅而发眩晕。即丹溪所谓：

"无痰不作眩。"治宜运湿和胃，化痰降浊。常用胆南星、清半夏、橘红、茯苓、白术、天麻等。若肝阳上扰加石决明、钩藤；眩晕较甚，呕呃时作，加代赭石、竹茹；若阻气机，郁而化火，心烦，口苦者酌加竹茹、芦根、黄连等品。

总之，考眩晕一证，病因纷繁，病机迥异，证情有轻有重。但归纳起来，不外风、火、痰、虚四端。综观各类眩晕，可单独出现，亦可相互并见，据临床观察，总以本虚标实者居多。以上提出的六种治法，包括降气、引血、清火、滋阴、潜阳、柔肝、息风、平肝、豁痰、和胃、降浊等。所治患者多为年居四十左右，且多与肝火、肝阳所化肝风者密切相关。若一旦病情严重者可卒然昏倒，有即发中风之虞。因此，对斯证的防治不容忽视。至于眩晕发作势缓偏虚者，尚未述及，当以补气养血，益肾养肝，健脾等原则治之，这里不再赘述。

第三节　外感咳喘经方化裁经验

外感咳喘系临床最为常见的病证之一，四季皆有发病，尤以气温骤变之时，无问长幼，其发病率明显升高。因此，对它的防治仍是一项不容忽视的课题。阴斌教授对其证治颇有感悟。

阴教授认为大抵外感咳喘，有风寒、风热、燥热与外寒内饮及外寒里热之辨，据多年临证观察所见，尤以风热、风寒化热或温邪疫毒犯肺者居多。盖肺主气，司呼吸，连气道，通咽喉，其邪或从皮毛而受，或从口鼻而入，则肺卫首当其冲。今肺失宣肃，发为咳喘。若邪热恋肺，或疫毒迫肺，必伤津炼痰，每成痰热交阻，壅塞气道之势，使咳喘更剧。若治疗不当，致斯疾缠绵不解，故治之十分棘手。

针对上述病机，主要责之为邪热壅肺，肺失清肃，证见发热恶风，咳嗽不爽，痰稠而黄，喘息气急，口渴咽痛等表现。治当予以清肺化痰、止咳平喘之法，拟加味麻杏甘石汤主之。

基本方：麻黄 6g，生石膏 30g，地龙 20g，杏仁 10g，款冬花 20g，鱼腥草 20g，牛蒡子 12g，葶苈子 15g，浙贝母 12g，黄芩 10g，甘草 6g。

咳重少痰者，加百部 15g，罂粟壳 3g；发热脉滑数者，加人工牛黄 1g

(冲),羚羊角粉 0.6g(冲);咳而咽痛喉痒者,加山豆根 6g,蝉衣 10g,桔梗 10g。

本方溯源仲景之麻杏甘石汤经衍化变通而成。除留该方之止咳平喘之殊功,又增入解热、化痰、泻肺、利咽等多重作用,用于上下呼吸道感染、肺感染、支气管炎等屡见良效。

回忆 20 世纪 80 年代初,阴斌教授开发新药清肺消炎丸时将本方去掉鱼腥草、黄芩、款冬花等,而增入牛黄、羚羊角等名贵药材,旨在突出清热消炎解表之功效,以防治热毒深陷。

第四节　胃脘痛温中降逆治验

胃脘病是一种中医内科临床常见的多发病,若因一时性之偶发,又未见胃中器质性改变,则不难治愈,如经西医确诊罹患慢性胃炎或消化性溃疡,因其病情缠绵、辗转反复,故治之颇为棘手。阴斌教授通过多年临床实践运用温中降逆法治疗难治性胃脘病,每获良效。

阴教授认为大抵慢性胃脘病疾患,多属于慢性胃炎或消化性溃疡或顽固性胃肠功能障碍。据临床所见以虚实并挟者居多。虽然虚实错综,但究其根本则为中阳不振,脾虚不运,若日久迁延不愈或因外寒袭入或因寒从中生致使太阴健运无权,阳明升降失司,则上为呃嗳,中为痞满,下为腹胀便闭,皆气机之逆行也。故温中降逆并施,可收事半功倍之效。

温中降逆法的主方系吴茱萸汤合厚朴三物汤。二方分别出自仲景之《伤寒论》和《金匮要略》。《伤寒论》中有"食谷欲呕,属阳明也,吴茱萸汤主之"(243 条),"少阴病,吐利,手足逆冷,烦躁欲死者,吴茱萸汤主之"(309 条),"干呕吐涎沫,头痛者,吴茱萸汤主之"(378 条)。考吴茱萸汤以吴茱萸为主药,温胃暖肝,降逆止痛,配以生姜散寒止呃,人参、大枣补中益气。《金匮要略》有云:"痛而闭者,厚朴三物汤主之。"这句话论述了胀重于积之腹满证治,方以厚朴行气除满,枳实理气消痞,佐以大黄之通下泻实,推陈致新,使胃中之气滞散而下之。故两方合用,根据临证加减,调整药物的剂量,可主治慢性胃炎及消化性溃疡之痞满胀痛、便干不爽为主者,确有药到病除之良效。

基本方：吴茱萸 6g，党参 10g，生姜 4 片，大枣 4 枚，川厚朴 30g，枳实 30g，大黄 3g（后下）。

随症加减：胃脘胀者加木香 12g，砂仁 6g；泛酸者加乌贼骨 30g，瓦楞子 15g；呃逆者加代赭石 30g，旋覆花 10g，丁香 5g、柿蒂 10g；疼痛较甚者加白芍 40g，甘草 3g，元胡 10g；纳差者加鸡内金 12g，白蔻仁 9g；便血者加白芨 10g，三七粉 3g（冲）。

温中降逆法治疗顽固性胃脘痛重在调理脾胃。现代医学认为，吴茱萸汤能够明显抑制胃排空，具有抗盐酸性胃溃疡、抗消炎痛加乙醇性胃溃疡的作用，对结扎幽门性胃溃疡有抑制形成的倾向。厚朴三物汤能够有效缓解胃脘胀痛感，抑制胃酸分泌，具有保护胃黏膜和促溃疡愈合作用。此法治疗有关患者 35 例，总有效率为 94%，可供读者参考。

【验案举隅】

案 1

刘某，男，50 岁，工人，初诊于 1997 年 5 月 23 日。

患者于 1982 年患胃窦炎，后经吃药症状缓解，近日胃脘部痞闷而胀，疼痛，按之濡软，饮食喜温恶凉，便干不畅，舌淡红，苔薄白，脉弦细。5 月 22 日胃镜检查为胃窦炎，十二指肠球部溃疡。此属脾胃虚弱，中焦气机升降不利。治用基本方加砂仁 9g，白豆蔻 9g，半夏 10g，木香 15g。服上方 3 剂，症状明显减轻，大便软，1 次/日。

再诊：仍有痞闷而胀，故加黄连 6g，柴胡 15g，以疏肝理气。1 疗程后，症状均已消失，半年未复发。

案 2

张某，男，44 岁，市政协干部，于 1998 年 3 月 10 日来院初诊。

患者胃脘痛 3 年余，近 3 月来呃逆难以进食，经多处治疗效果不佳，现胃脘部痞塞不舒，进少量食物胃脘胀痛，体倦乏力，胃部喜按，便干，频发呃嗳，舌淡苔白，脉弦缓。胃镜检查显示：浅表性胃炎，治宜温中降逆。拟基本方加代赭石 40g，旋覆花 10g，大刀豆子 15g，丁香 4g，柿蒂 10g，半夏 12g，贝母 10g，木香 12g，砂仁 9g。连服 5 剂。

再诊：上述症状明显好转，时有呃逆，胃脘胀痛，上方加沉香 6g，陈皮 10g，生姜易干姜 9g，加重温中降逆之功。继服 20 剂，巩固疗效，诸症未发。

第五节 冠心病标本论治经验

冠心病即冠状动脉硬化性心脏病的简称，是指冠状动脉因发生粥样硬化产生了管腔狭窄或闭塞导致心肌缺血、缺氧而引发的心脏病。其临床表现主要有心绞痛、心肌梗死或心力衰竭等。本病多属中医学的胸痹、胸痛、真心痛、厥心痛等范畴。

从中医临床观察，其主要症状为心前区疼痛、常放射至左肩臂，多属阵发性掣痛，每次发作为时短暂，常只数分钟或数秒，多伴有胸部痞闷和窒息感，一旦疼痛恶化，则病情十分危急。诚如《灵枢·厥病》所谓"真心痛，手足青至节，心痛甚，旦发夕死，夕发旦死"。以下就冠心病的中医标本论治方面阐述之。

一、论冠心病之本虚标实

观本证之成，显属心脉血瘀，气血不利所致。但冠心病的发生多与高年体衰、肾气不足，饮食失节、损伤脾胃，七情内伤、气血瘀滞，思虑劳倦、伤及心脾或六淫侵袭等诸多因素息息相关。

究其病机总属本虚标实，虚实兼挟。阴斌教授认为本虚当以心血不足，心阳衰弱为主导，兼有气虚、阴虚或气阴两虚等等。因为心主脉，脉为血之府，血液充盈，循行脉中，则周流不息。但血之循行，又有赖心阳之鼓动。若心阳不振则血行不利，故可导致本病的发生。标实系以血瘀和痰浊为主导，兼有气滞、寒凝等等，因为血瘀和痰浊既是本病的病理产物，又是本病的致病因素。由于瘀血可影响气机的通畅，故气滞血瘀每使津液凝聚而成痰，痰浊内阻，则又影响气血的运行。鉴于二者相互影响，故有"痰瘀同源"

之说。细思冠状动脉粥样硬化后形成的斑块、管腔狭窄凹凸不平之血栓，或由胆固醇类脂质的沉积等改变，莫不与中医的"痰瘀交阻"相关。

二、冠心病的标本论治

（一）急则治标

此期的突出症状为心前区疼痛，因"不通则痛，通则不痛"，故多用以下几法"通"之。

1. 活血逐瘀

证见心胸刺痛，短气胸痞，口唇青紫，心悸不安，舌紫暗或有瘀斑，脉沉涩或结代。

常用药：当归、川芎、赤芍、桃仁、红花、水蛭、土鳖虫、丹参、乳香、没药、五灵脂、蒲黄、三七。

临床上血瘀与气滞并存的类型最为常见，但各有偏重。本型虽以心血瘀阻为主，但有气滞为重兼有血瘀者，则应加重理气药如川楝子、延胡索、佛手、香附、枳实等。

常用方：失笑散、手拈散、血府逐瘀汤。

2. 辛香行气

证见心区时痛，胸痞憋气，汗出，肢冷，面色苍白，舌淡，脉沉迟。

常用药：荜茇、檀香、沉香、丁香、降香、香附、佛手、零陵香、安息香、冰片、吴茱萸、菖蒲、麝香。

常用方：苏合香丸、宽胸丸等。

3. 理脾祛痰

证见心区痛，闷胀感，身重乏力，呕恶纳差或形体肥胖，苔腻或垢浊，脉弦滑。

常用药：半夏、陈皮、栝蒌、茯苓、旋覆花、枳壳、制天南星。

治痰浊阻滞尚可应用软坚化结法，如昆布、海藻、贝母、生牡蛎、煅瓦楞子等。

常用方：二陈汤、导痰汤、小陷胸汤等。

4. 温散寒邪

证见寒邪内闭,血行不畅,可致心绞痛急性发作,局部发凉,肢体发冷,苔白,唇舌紫暗,脉沉迟。

常用药:附子、桂枝、细辛、高良姜、吴茱萸、干姜、荜茇。

常用方:黄芪桂枝五物汤、乌头赤石脂丸等。

临床常用温通剂与芳香行气药合用,疗效更佳。

5. 宣痹通阳

此为胸阳不畅,阴气乘之,证见胸中闷塞,甚则心痛彻背,背痛彻心,苔腻脉沉滑。

常用药:栝蒌、薤白、桂枝、半夏、枳实。

常用方:栝蒌薤白白酒汤、栝蒌薤白桂枝汤等。

(二)缓则治本

本病多发于中老年,因脏腑功能低下,乃属虚证,故在疼痛缓解期应用,以资调整脏腑气血阴阳、培补正气。

1. 益气

证见胸闷气短,心悸自汗,舌淡,脉虚或结代。

常用药:黄芪、人参、茯苓、白术、山药。

常用方:保元汤、炙甘草汤。

2. 养血

证见心悸,失眠,多梦,眩晕,面少华,唇色淡,脉细弱。

常用药:当归、白芍、阿胶、桂圆肉、枣仁。

常用方:四物汤、当归补血汤、归脾汤等。

3. 育阴

证见心区痛,失眠多梦,惊悸,烦热或颧赤,口干,舌红少苔,脉细数等。

常用药:生地黄、麦冬、五味子、玉竹、白芍、甘草、玄参、石斛。

常用方:补心丸、酸枣仁汤。

4. 扶阳

证见胸闷,心区痛,短气,心悸,畏寒,肢冷,汗出,舌淡胖,脉沉弱或微细。

常用药：人参、桂枝，附子、干姜、炙甘草。

常用方：桂枝加附子汤、桂枝人参汤。

若见心区痛加剧、短气、肢冷、面色苍白、大汗出或脉微细欲绝等冠心病之危象，当在西医抢救的同时，配合重用人参、附子、黄芪，加生龙骨、生牡蛎等品，以增强疗效。

除上述阴阳气血虚衰之外，尚有肾虚、气阴两虚、阴虚阳亢、肝肾阴虚等变化，均属于本虚之范畴。

（三）标本同治

阴斌教授在全面掌握该病标本分治的基础上，又于临证中结合患者所表现的虚实错综、交叉并见的复杂证情适时地采用标本同治的方法不为鲜见。

基本方：生地黄、阿胶、麦冬、生晒参、五味子、桂枝、炙甘草、丹参、檀香、炒酸枣仁、枳壳、红花、三七等。

该方拟生地黄、阿胶、麦冬，养血滋阴；生晒参、桂枝、炙甘草，益气扶阳；五味子、酸枣仁，养心安神；丹参，通心脉瘀阻；檀香，散胸中气滞；三七、红花、枳壳，理气，散瘀，定痛。全方集生脉散、复脉汤、丹参饮等方于一体，加入三七、红花，温通活血之品，既能调补阴血与阳气之虚损，又能通脉行气，无非为强化心脏功能，促进血液循行通畅为主旨。全方协同，虚实兼顾，则诸证自解。

随症加减：如胸背掣痛，可加栝蒌、薤白；感寒骤痛，去生地黄，可加细辛、干姜；胸痞窒塞，可加旋覆花、香附；痰浊痹阻，去生地黄、阿胶，可加陈皮、半夏、茯苓；肝阳上亢，可加天麻、钩藤、菊花；脘腹胀满，可加佛手、砂仁。

应用上方均应掌握"补而不腻，通不伤正"的原则，这不仅有益于本病的恢复，且尽收祛邪扶正之功效。

按：此处述及的标本论治，可谓条分缕晰，纲举目张，乃是作为医者探知本病必须掌握的临证规律，但据临床所见，该病原因纷繁，病机迥异，且虚实错综，故患者的表现非执一途，各类证型既可单独出现，亦可相互交叉并见，临证之中尤应细审，或从其标，或从其本，或标本同治，孰先孰后，须灵活机动，切中病机，方不致误。

第六节　针药并用治疗经验

阴斌教授在临证治疗之时不忘针药并用，对《内经》指导的几种特殊针法的运用感悟颇多。

一、刺血疗法

刺血，又称刺络或营刺。此法出自《灵枢·经脉》篇，如云："故刺诸络脉者……以泻其邪而出其血。"即放出"恶血"以驱除病邪。为后世推广沿用这一疗法提供了重要理论依据。

刺血法可分为缓刺、挑刺、围刺、散刺等类。刺血的针具古用贬石、石针，多选取"九针"中的铍针、锋针之类，现代则应用三棱针或粗毫针。除缓刺外均以速刺速出（不宜过深）为度。在具体操作时，首先应选好腧穴或围绕病灶周围刺之，手法当用腕力，动作要迅速。如配合火罐疗法其效更佳（每只罐之出血量以不超出 10ml 为宜）。

阴斌教授据临床经验，认为本法主要最宜用于中暑头痛、高热昏厥、乳蛾喉痹、带状疱疹（肋间神经痛）、神经性皮炎、急性胃肠炎，以及面生褐斑、痤疮痈肿等多种疾患，因其具有开窍泄热、解毒消肿、祛风止泻、醒神守志之功效。现代医学还认为，该法通过放血，可促进人体新陈代谢，清除血浆中异常的免疫复合物、毒素，从而改变血液成分，提高肌体免疫力。

二、叩刺疗法

叩刺疗法是现代运用按摩手法中虚掌叩打与毫针泻刺相结合，声波震荡与浅刺络脉并举的疗法，有化瘀散结、祛寒止痛、疏通经脉的功效。此法的应用源于《内经》之"半刺""毛刺"等针法。

叩刺的操作，结合《内经》旨意是令术者取一寸毫针，以拇指、食指中节紧持毫针微露针尖连续虚掌叩打局部，使针尖刺入皮肤浅层，以消除病痛。

阴斌教授常以本法配合中药治疗感冒发热、咳嗽痰喘、偏正头痛等病症。据《中医简易外治法》所载,此法对于血瘀性头痛、左右太阳穴痛、前额痛、头顶木痛、枕大性神经炎等,疗效显著。其击打部位可选取患处的相关腧穴或敏感点。

三、火针疗法

火针疗法是将特制的粗针用火烧红后,趁高温时快速刺入皮肤,直达病所。令高温烧灼毒汁脓液,引脓透出肤表,以奏排脓活血,消肿止痛,祛瘀散积,疏通经络之功效。

考火针之治源于《内经》"九针"中之大针,铍针。古之"淬刺""燔刺"即今之火针疗法。如《素问·调经论》说"病在骨,淬针药熨",王冰注曰:"淬针,火针也。"现代应用的火针针具,长约 7 寸,直径 1~2mm,为带有防热针炳的特别粗针。操作时先将针体缠绕一层棉花,蘸匀植物油在酒精灯上燃烧,待针体烧红时去掉火棉,对准穴位,快速刺入皮肤至病所深处,立即出针,再以消毒纱布包敷伤口。

阴斌教授认为,本法在临床上除治疗痹证以外,多适于即将成脓之疮、疖、痈、深部溃疡、顽癣、淋巴结核、阴阻等病证。

四、粗针疗法

本法是利用特制的粗针对人体某些特定部位进行针刺的独特疗法。此法当源于《灵枢》"九针"之大针。《灵枢·九针十二原》说:"大针者,尖如梃,其锋微圆,以泻机关之水也。"可见大针之治,善于通泻水邪淫溢肌体,壅滞关节之实证。

现代用的粗针疗法,宗《内经》之旨而发展为直接刺激人体督脉(指椎棘突上缘各穴)或耳屏尖、后合谷、外踝下等特定穴位,以调节一身之阳经、促使脏腑功能旺盛,激荡经络气血,有利于机体对各种炎症及其他疾病所造成的损害之修复。

粗针用不锈合金钢制成钉形样针,针尖不宜太锐,一般取针长 2 寸(直径 1mm),用于背部脊柱正中线上各穴,其他部位可酌情选用适当的型号。

阴斌教授常以此针法治疗体表各种炎症,如疔疮、疖痈、急性乳腺炎、牛皮癣、急性风湿痛、神经官能症等。

五、指针疗法

指针疗法是指医生用拇指尖代替毫针,在人体的一定穴位及阿是穴部位,运用点、压、揉等手法,达到疏通经气、祛瘀止痛等功效。

本法在我国流传已久,它属于推拿手法范畴,更确切地说它是针法与推拿法相结合的一种疗法。晋代葛洪在《肘后备急方》中有以手指按压人中穴,治疗意识丧失的记载。明代《针灸大成》也有急惊如死,掐两手筋的记述。其后《针灸传真》更指出:"指针无疏于金针……针芒有向上向下之分,指针也有向上向下之别。"说明指针如运用得当与针刺疗法具有异曲同工之妙。

指针取效的关键在于取穴准确,以及医者手拇指要有力度,做到点指如针,方可获效。在施术时,每个穴位指针时间不可少于30秒,长者可达1~2分钟,并能针对不同病症掌握指力的轻、中、重,如轻刺激可适用于失眠症,中等刺激多用于一般的痛症,重刺激则多用于急救。

本法主要适用于治疗各种疼痛性疾病。阴斌教授常运用此针法治疗风湿性疼痛、血管神经性头痛、神经性头痛等。

六、单针点刺

单针点刺疗法是运用小而锋利的棱针或短粗毫针在人体体表部位、四肢敏感部位及趾指关节等处,如雀咀啄米般的单针点刺,起到刺激表皮之络脉,使经气流畅、气血疏通,可收镇痛、解痉、消炎、泻热之功效。

本法溯源于《内经》中的"浅刺""皮刺""毛刺"等刺法。据《中医简易外治法》介绍,此法对于某些急性病确有应急之效。且操作简便,取效迅速。在操作时应选好穴位,呈45°角用针尖点刺,连续刺激,针刺深度一般不超过1mm。

阴斌教授用此针法治疗神经系统、淋巴系统、消化系统及眼耳鼻喉科等一些常见之急慢性病的治疗,诸如神经性头痛、偏头痛、急性淋巴管炎、淋巴结炎、结膜炎、鼻炎、扁桃体炎、牙痛、小儿疳积等。

第四章 典型验案精析

发 热

银翘散合桑菊饮加减案

陈某,男,27岁,工人,1987年4月10日初诊。

主诉:发热三天。

现病史:患者于三天前感寒后发热,恶寒,周身酸楚,曾服用抗生素及输液治疗,效不佳。

刻诊:体温39.6℃,恶寒,周身酸楚困顿,头痛尤甚,鼻塞,咳嗽,耳内及咽部疼痛,恶心,纳差,小便色黄,大便干燥。舌红苔薄白,脉浮数。

诊断:发热(外寒内热证)

治法:辛凉解表,宣肺清热。拟以银翘散合桑菊饮加减。

处方:金银花10g,连翘15g,桑叶12g,菊花10g,薄荷6g(后下),淡豆豉12g,荆芥12g,栀子10g,杏仁10g,黄芩15g,淡竹叶6g,竹茹6g,鸡内金12g,甘草6g。3剂,水煎频服。

二诊:药后第一天体温即下降,3剂药尽,体温已恢复正常,诸症亦有好转。现觉口苦,纳差,稍有头痛。

处方:连翘9g,桑叶10g,菊花9g,薄荷9g(后下),鸡内金9g,白术10g,砂仁6g(后下),淡竹叶6g。2剂善后。

按语:本案属内热感寒证。患者素体有热,复感风寒之邪,束其肌表,郁热不能宣达,寒热相执,故体温较高。处方以金银花、连翘、淡豆豉,薄荷辛凉解表；桑叶、菊花专疗头痛；薄荷、杏仁宣肺通鼻窍；荆芥解表散寒；栀子、黄芩清热；淡竹叶分解郁热，引热由小便排出；鸡内金和胃止呕助消化；甘草调和诸药。全方配伍，共奏辛凉解表、宣肺清热、止呕之功。二诊在原方基础上又加入白术、砂仁，以清解余邪，和胃为法，调理预后。

麻黄汤案1

郭某，女，34岁，中学教师，1989年3月1日初诊。

主诉：间歇性低热三年。

现病史：1986年3月，感冒发烧，曾服用感冒冲剂、四环素等药。其后经常自觉畏寒发热，常患扁桃体炎和关节痛，体温在37.4~38℃之间。多次注射解热镇痛类药物，热虽暂退，但始终呈间歇性发作。自1986年初以后，每日皆发热两次，体温在37.5℃上下，经治疗未愈。

刻诊：今晨自觉畏寒发热，测体温37.4℃，身无汗，两膝关节疼痛，面色正常，唇淡红。舌质淡红而润，微紫暗，黄白苔较腻，脉浮紧。

诊断：发热（间歇热）太阳伤寒表实证

治法：疏散表邪，开腠发汗。以麻黄汤主之。

处方：麻黄10g，桂枝6g，甘草18g，杏仁15g。2剂。

二诊：服药后，身觉微汗出，恶寒减，尚有轻微发热。舌紫暗渐退，苔白滑根部微黄，脉细微缓。

治法：通阳解表，调和营卫。以桂枝汤加味主之。

处方：桂枝10g，白芍10g，炙甘草6g，生姜60g，大枣10枚，白薇12g。3剂。

三诊：服药后热退，两日来未再低热，体温36.7℃，膝关节偶感疼痛，微觉头昏、夜寐多梦，其余无明显不适，舌脉亦均转正常。再稍进调和营卫之剂，巩固疗效，并嘱其注意饮食起居，避免病情反复。

随访：自述从第二诊服药后低热退，至今未再复发，自觉良好。

按语：《伤寒论》云："太阳病，头痛发热，身疼腰痛，骨节疼痛，恶风，无汗而喘者，麻黄汤主之。"此为太阳伤寒之主证。柯韵伯曾指出："麻黄八证……重在发热身疼，无汗而喘。"本例患者未致肺气郁闭，故无喘证，其余麻黄汤之主证皆备。中医把发热的原因归纳为外感和内伤两类，外感发热即伤寒病中的发热一症，如太阳病恶寒发热；阳明病蒸蒸发热或潮热；少阳病往来寒热……其均有一定规律性，皆可按六经辨证施治。《伤寒论》诸注家认为，太阳病传变与否应凭脉证，计日传经之说，不必拘泥。本案虽病已三年，但未犯他经，仅在太阳经内变化，即表虚表实之间相互转化。因此，辨外感发热要严格掌握六经传变规律。

麻黄汤案 2

邓某，男，27岁，1999年3月12日初诊。

主诉：发热二天。

现病史：发热2日，体温39.7℃，恶寒重，无汗，头项痛，身痛，鼻塞流涕，咳嗽，口渴。

刻诊：发热恶寒，面色苍白，精神不振，舌淡红，苔薄白，脉浮紧。

诊断：太阳伤寒表实证

治法：辛温发汗，解表散寒。

处方：麻黄12g，杏仁12g，桂枝10g，甘草6g。3剂，水煎服。

服药第1剂，药后1小时后出汗，随后体温降至38.2℃。次日，服药2小时后汗出，体温降至37.6℃。第3天，晨起测体温36.8℃，下午体温37.2℃。

二诊：体温36.8℃，诸症减轻，继服原方3剂，后诸症消失。

按语：本案患者系风寒外束，卫阳被遏。太阳经受邪，经气不利则头项痛，身痛；寒邪收引，卫阳郁遏则恶寒，无汗；寒邪犯胃，胃阳不运，水不上承则见口渴。遵《经》旨，伤寒"未满三日可汗而已，满三日可泄而已"，故以汗而发之。方中麻、桂相须，发卫气之闭以开腠理，透邪外出；麻、杏相使，一升一降，宣降气机。

桂枝汤合栀子豉汤案

李某，男，52岁，1992年3月15日初诊。

主诉：发热一周余。

现病史：一周前，傍晚外出运动，回家途中感寒，当夜即发高热，鼻塞身重、周身酸楚。服解热镇痛药，汗出后，感冒症状仍未缓解，发热恶寒，日轻暮重。

刻诊：口干，便结，胸闷不欲食，舌苔黄厚，脉洪数有力。

诊断：感冒（外感寒邪，郁而化热）

治法：解表清里，表里双解。

处方：黄芩 10g，栀子 10g，枳壳 12g，白芍 10g，桔梗 12g，桂枝 12g，杏仁 10g，淡豆豉 10g，鲜生姜 3 片，白茅根 15g，全栝蒌 20g，薤白 10g，厚朴 12g，生甘草 6g。3 剂，水煎服。

3 剂而愈。

按语：此案患者傍晚外出运动汗出，玄府张开，骤遇寒风侵袭，汗闭不出而发高热。患者虽服解热镇痛药发汗，然而外感表证未解，邪气入里化热，此当以表里双解。本案以桂枝汤解肌发表、调和营卫，以栀子豉汤和栝蒌、薤白通阳散结、清热除烦，以黄芩、白茅根加强清热之力，最后以桔梗、枳壳、杏仁调理气机。此乃清解法之例证。

三仁汤加减案

李某，男，58 岁，1998 年 4 月 12 日初诊。

主诉：发热近 1 月。

现病史：四月初因洗头未干，外出受凉，寒热往来，西医以解热镇痛药、抗生素治疗半月，热仍不解。

刻诊：发热，体温 37.8℃，恶寒，身重，头目不清，口渴不欲饮，脘腹满闷，不思饮食，大便不成形。实验室检查均无见异常。舌苔白腻，脉濡。

诊断：湿温（湿重热轻证）。
　　　　发热。

治法：芳香辛散，宣表化湿。拟用三仁汤加减。

处方：杏仁 20g，白豆蔻仁 20g，生薏苡仁 20g，半夏 15g，厚朴 15g，通草

10g, 淡竹叶 10g, 滑石 10g (布包), 炒麦芽 20g, 焦槟榔 10g, 甘草 6g。5 剂, 水煎服。

二诊: 服前方 2 剂即热退, 有食欲。5 剂后大便成形, 诸症皆除。

按语: 此患者为湿温病外感湿热病邪初期, 解热镇痛药易损伤阳气, 导致中阳不足, 邪从湿化, 证从湿重热轻。湿中蕴热, 热被湿遏, 故热势不高; 湿遏卫阳, 失其温煦开合之职则恶寒; 湿性重浊黏滞, 着于肌肉四肢, 则身重; 湿蒙清阳, 郁闭清窍, 则头目不清; 湿郁不化, 脾气不升, 津液不布则口渴不欲饮; 湿阻中焦气机, 脾失健运, 则脘闷不饥, 脾不化湿, 则大便不实。治以芳香辛散之品, 宣化表里湿邪。处方以三仁汤加减, 辛开苦降淡渗以宣上、畅中、渗下, 使湿热之邪从三焦分消, 调畅三焦气机, 体现"分消走泄"之法。

蒿芩清胆汤加味案

孙某, 男, 50 岁, 1999 年 9 月 10 日初诊。

主诉: 发热伴有恶寒 10 余日。

现病史: 素有慢性胃炎史, 于 1 周前突发头痛, 身热, 恶寒, 肢酸, 疑似感冒。服各种中西药物皆属罔效。即去某医院检查, 无阳性发现。继之发热见于午后, 每呈寒热起伏之势。

刻诊: 发热, 寒热如疟, 午后发作, 入暮加剧, 体温在 37.5~38.6℃之间, 后得汗出则发热逐减, 伴有口苦, 膈闷, 胃中不舒或见干哕, 吐涎, 便溏不爽, 苔黄白而腻, 脉弦滑而数。

诊断: 伏暑 (邪入少阳)。

　　　　发热待查。

治法: 证属暑湿之邪, 郁蒸于少阳气分。拟清化湿热, 和胃化痰之蒿芩清胆汤加味。

处方: 青蒿 15g, 黄芩 12g, 茯苓 12g, 清半夏 10g, 陈皮 6g, 枳壳 12g, 竹茹 10g, 青黛 4g (单包), 滑石 15g (单包), 白豆蔻仁 6g, 芦根 30g, 生石膏 30g, 知母 12g, 甘草 6g。五剂, 水煎服。

二诊:药后体温稍降,维持在 37.2℃ 到 38℃ 左右,仍有寒热如疟之象,胸脘似觉灼热,拟上方加菖蒲,七剂。

三诊:体温继减,午后至夜间均在 37.5℃ 左右,身热恶寒及汗出之象已微,面色转润,脉来弦滑,苔腻渐化。拟上方去生石膏、知母,加砂仁 6g,佩兰 10g,再进七剂。

四诊:服上方热势大减,体温保持在 37℃ 左右,精神好转。胃中不适,干哕吐涎之症不著。体力及食量有增,唯觉动则体虚乏力,故方易为黄连温胆汤加太子参、石斛之类,缓缓调之,汤服十余剂,诸恙皆除。后经随访,患者欣告病愈。

按语:此案系为暑湿发热。盖暑为阳邪,湿为阴邪,一旦暑湿交争,不易分解,而实难速化。试观初病之时,似为感冒,然继出则现寒热如疟,发于午后,入暮尤剧,又兼脘痞呕恶,乃一派暑湿之邪,郁蒸少阳之象,故急予蒿芩清胆汤化裁,以清化湿热,和胃化痰主之,则诸恙逐减。总之,本证虽属缠绵,但所治切中病机,经前后四诊则收事半功倍之效。

竹叶石膏汤案

赵某,女,7 岁半,2001 年 11 月 16 日初诊。

主诉:发热 4 日。

现病史:患儿 4 天前发热 38.5℃,伴有咳嗽、少痰、头痛、纳差、X 线胸透未见异常。西医先口服解热镇痛、抗生素治疗,无效而改用静脉点滴红霉素 2 天,体温仍在 38℃ 以上。

刻诊:身热,乏力倦怠,烦躁欲呕,口干欲饮,舌红少苔,脉弦细。

诊断:发热(热伤气阴证)。

治法:清热益气生津。以竹叶石膏汤主之。

处方:党参 3g,半夏 9g,粳米 12g,麦冬 24g,竹叶 9g,生石膏 30g,甘草 6g。2 剂,水煎,日三服。

随访:服上药二剂后,热退症消,体温降至 37℃ 以下。停药观察两日,未见发热,饮食渐增。

按语： 本案乃热邪伤及气阴，其热势虽不高，但不易尽退，属实中夹虚证，治宜清热与益气生津并举，故投竹叶石膏汤。竹叶、石膏清透热邪，祛烦除热；党参、麦冬益气养阴；粳米、甘草益胃和中；半夏降逆和胃止呕。诸药合用，使邪热退，气阴复。

自拟清营透热方案

韩某，男，11个月，1994年5月12日初诊。

主诉： 发热一周。

现病史： 患儿发烧1周不退，咳嗽，随后四肢末端出现红斑。西医院诊断为"上呼吸道感染"，给予解热镇痛药，静滴抗生素治疗，后体温下降，但又复升。

刻诊： 体温39.4℃，球结膜充血，咽部及口腔黏膜充血发红，四肢末端有红斑，颈下可触及肿大淋巴结，如黄豆粒大，大便干结，尿黄而少，口唇干裂，舌红绛，指纹暗紫。

诊断： 暑温（热入营血证）。

皮肤黏膜淋巴结综合征。

治法： 清热凉血，滋阴解暑。

处方： 金银花12g，连翘10g，生石膏10g（先煎），知母10g，生地黄15g，玄参12g，淡豆豉10g，青蒿12g，黄芩12g，赤芍10g，牡丹皮9g，生甘草6g。3剂，水煎频服。

二诊： 服药3剂后，体温下降，结膜充血消退，食欲增加，精神好转，唯见唇红、口渴烦躁，指趾甲床与皮肤交界处可见脱皮。改用生脉散4剂，后诸症皆除。

按语： 皮肤黏膜淋巴结综合征，又称"川崎病"，是儿童期特有的发疹性热病，属中医暑温范畴。本案患者系温热邪毒侵入营血，正邪交争则见高热；内迫营血，血热妄行而现皮疹；热毒上逆，故见口唇红舌干裂，口腔黏膜充血发红，两目红赤；温热邪毒搏结则致淋巴结肿大；热毒流注经脉致四肢末端红斑、浮肿、膜样脱皮。治当清营凉血透热，方以金银花、连翘、淡豆豉透热转气,再配伍生地黄、玄参等以养阴增液,使得津液来复,邪去正安。

感 冒

玉屏风散合黄芪五物汤加减案

薛某,男,52岁,1992年2月13日初诊。

主诉:恶寒发热一月余。

现病史:患者一月前感受风寒之邪。平素体质弱,气短懒言,反复易感。

刻诊:恶寒,鼻塞清涕,汗出,咳嗽无力,关节疼痛,纳呆,少气懒言。舌淡苔薄,脉浮而无力。

诊断:感冒(气虚证)。

普通感冒。

治法:益卫固表。拟玉屏风散合黄芪五物汤加减。

处方:黄芪10g,防风10g,白术10g,桂枝6g,白芍10g,辛夷9g,茯苓12g,陈皮10g,浮小麦12g。7剂,水煎服。

二诊:七剂后诸恙均瘥,效不更方,继服七剂以巩固。

按语:体虚之人,卫外不固,感受外邪后,常缠绵难愈或反复不已。本案患者气虚卫弱,风寒之邪乘虚而入,加之气虚无以祛邪外出而致相应症状。治疗不可过于辛散,单纯祛邪,强发其汗,重伤正气,应当扶正祛邪,在疏散药中酌加补正之品。本案以玉屏风散与黄芪五物汤两方合用,法兼固散,且固表重于散表,是防治体虚感冒之要方。

九味羌活汤加减案

沈某,女,60岁,2000年12月25日初诊。

主诉:恶寒发热一月余。

现病史：一个月前不慎外感风寒。

刻诊：恶寒发热，无汗，头身疼痛，口苦微渴，大便溏薄，舌红暗，苔薄黄，脉浮滑。

诊断：感冒（外感风寒湿邪，内有蕴热）。

　　　普通感冒。

治法：发汗祛湿，兼清里热。拟九味羌活汤加减。

处方：羌活 12g，防风 10g，苍术 10g，白芷 10g，细辛 3g，川芎 10g，生地黄 20g，黄芩 12g，天麻 6g，钩藤 9g（后下），僵蚕 10g，赤芍 15g，丹参 20g，葛根 15g，菊花 12g，甘草 3g。3 剂，水煎服。

二诊：热已退，疼痛缓解，唯见口苦，原方加龙胆草 15g，川楝子 10g，元参 20g，黄芩改 20g，菊花改 15g。

按语：本案病机乃外感风寒湿邪，内有蕴热。风寒湿邪侵犯肌表，郁遏卫阳，闭塞腠理，阻碍经络，气血运行不畅则恶寒发热，无汗，头身疼痛；里有蕴热则口苦微渴。舌红暗，苔薄黄，脉浮滑是表证兼里热之佐证。治以发散风寒湿邪为主，兼清里热为辅，方用九味羌活汤加减。方中细辛善治少阴头痛，白芷善解阳明头痛，川芎长于治少阳厥阴头痛，此三味药"分经论治"。天麻、钩藤、僵蚕祛风通络止痛；赤芍、丹参清热散瘀止痛；葛根清热生津止渴；菊花疏风清热。

咳　嗽

四逆汤合麻黄附子细辛汤加减案

杨某，男，4 岁，2005 年 10 月 12 日初诊。

主诉：反复咳嗽六月余。

现病史：六月前因感冒发热，输液 4 天后热退，之后出现咳嗽至今，遇风则作，咳嗽发作不定时，无痰，常清喉。颈以上汗多，大便尖部略干，纳可。近一年反复口腔溃疡，常服导赤散，连翘败毒片等，中医曾以肝气犯肺证施治,无效。

刻诊:手心微热,双膝微凉,微恶风寒,咽部暗红略肿,舌淡红,苔薄白,脉沉。

诊断:咳嗽(少阴伏寒,阳虚外感)。

小儿过敏性咳嗽。

治法:温里散寒,助阳解表。拟以四逆汤合麻黄附子细辛汤加减。

处方:熟附子12g,干姜12g,炙甘草12g,细辛3g(后下),炙麻黄3g,厚朴5g,桔梗5g,百合10g,连翘12g。7剂,水煎服,日一剂。

二诊:药后患儿痰多,脚微肿,清咽次数减轻,口腔溃疡消失,脉沉滑,余症如前。改以真武汤。

处方:茯苓40g,白芍40g,白术30g,熟附子20g,生姜40g。10剂,2日一剂,水煎服。后随访,其母代诉,患儿已完全恢复。

按语:小儿有肺、脾、肾常不足的生理病理特点,综合考虑为下焦有阴寒之邪,致龙火上越郁于咽部,致咽部暗红肿,反复口腔溃疡。寒邪伤阳,阳虚外感未除,致咳嗽迁延不愈。以四逆汤温阳散寒,麻黄附子细辛汤温肾助阳解表,厚朴桔梗调畅气机,连翘散咽部肿结,少佐百合清肺润肺。药后咽部郁结之龙火渐散,下焦阴寒之邪渐化为有形的痰液,追用真武汤温阳祛痰以收功。

四逆汤合麻黄附子细辛加味案

刘某,女,5岁,1999年11月30日初诊。

主诉:反复咳嗽4个月。

现病史:4月前因受凉后出现咳嗽,中西医多次诊治未有明显疗效。现以白天咳为主,痰少难咯,偶可咯出黄白色痰。平素怕热,易出汗,手膝独凉。纳可,无鼻塞流涕,面色萎黄,纳差。大便2日一行,先干后成形,舌淡红,苔薄白,脉沉。

诊断:咳嗽(少阴伏寒,阳虚感寒)。

过敏性咳嗽。

治法：温里回阳，散寒止咳。拟以四逆汤合麻黄附子细辛加味。

处方：熟附子 15g，干姜 12g，炙甘草 20g，炙麻黄 3g，细辛 3g（后下），厚朴 10g，杏仁 6g，百合 10g，五味子 5g。7 剂，日一剂，水煎服。

二诊：咳止，偶有痰，汗出明显减少，纳呆，便微溏，舌淡红，苔薄白，脉弦细，改用小建中汤加味。

桂枝 10g，白芍 20g，生姜 10g，大枣 15g，炙甘草 10g，饴糖 60g，砂仁 7g，茯苓 10g，僵蚕 10g，桑白皮 6g，款冬花 15g，生牡蛎 10g（先煎）。15 剂，水煎服。隔天服药善后，彻底改善元阳不足之体质。

按语：此患儿初起为感寒，现在已无鼻塞、流涕等太阳之表证，而是以下寒上热为主要临床症状，下寒为坎中真阳不足，故手膝独凉、不思饮、脉沉，上热为少阴君火不能敛降，故多汗、痰少，难咳，色黄。治疗既需用四逆汤益元阳，逐阴寒，导龙归海，又需用麻、附、细将寒托透而出。同时针对其咳嗽、大便、出汗情况，加用百合、厚朴、杏仁、五味子。二诊虽症状减轻，但小儿脉弦细，纳差，便溏，《内经》云："有胃气则生，无胃气则死。"此时采用三阴统于太阴，用小建中汤，建中气、调营卫、实腠理，佐以桑白皮、款冬花、僵蚕泻肺祛痰止咳，双补手足太阴，中气健旺，生命自圆，真气从之，病安何来。

小陷胸汤加减案

关某，女，9 岁，1997 年 2 月 25 日就诊。

主诉：咳嗽 1 个月，加重一周。

现病史：患儿 1 个月前受凉后开始出现咳嗽，咳黄稠痰。平素夜寐梦多，大便黏滞，2 日一行，小便黄赤。西医院查：血常规未见异常。血清学支原体抗体阳性。

刻诊：患儿面色晦暗，形体肥胖，咳嗽不止，咳痰不爽。口干不欲饮，纳呆，舌质红、苔黄，脉滑数。

诊断：肺炎喘嗽（痰热蕴肺证）。

支原体肺炎。

治法: 清热化痰,降气止咳。

处方: 全栝蒌 25g,清半夏 10g,黄芩 10g,莱菔子 20g,桔梗 10g,前胡 10g,炙百部 15g,熟大黄 9g。5 剂,水煎服。

二诊: 服上方后,咳、痰诸症好转,大便日行一次。遂以前方去熟大黄,加白术 10g,焦三仙各 9g,5 剂,诸症皆愈。

按语:《伤寒论》所言"小结胸病"乃因痰热互结所致。其症见胸脘痞闷、按之则痛、咳咳痰黄稠、舌苔黄腻、脉滑数,与此病案患者之症恰为相合。治此之法,须投小陷胸汤加减以清热化痰,宽胸散结。小儿患病易夹痰夹滞,故莱菔子消食化痰,桔梗、前胡祛痰止咳,炙百部善止久咳且润肺而防热胜盛伤津。二诊见大便如常,去熟大黄,加入白术、焦三仙,以增强健脾消食之功。

自拟止咳方案

靳某,男,63 岁,2002 年 3 月 8 日初诊。

主诉: 咳嗽气喘一月余。

现病史: 一月前感受风寒,加之劳累过度引发咳嗽,甚则喘剧憋气,咯白痰。

刻诊: 咳嗽反复发作,咳声重浊,痰白质黏,晨起进食后感痰多,难咯,无汗恶寒,胸闷胸痛,腰腿酸胀疼痛,呕恶食少,口渴,便秘。舌红苔黄燥,脉数。

诊断: 咳嗽(痰湿蕴肺证)。

　　　亚急性咳嗽。

治法: 燥湿化痰,理气止咳。

处方: 炙麻黄 12g,杏仁 10g,白芥子 15g,葶苈子 30g,生石膏 30g(先煎),金银花 30g,前胡 20g,桔梗 15g,栝蒌 30g,桂枝 6g,地龙 40g,清半夏 20g,陈皮 10g,浙贝母 15g,佛手 15g,砂仁 10g,云茯苓 15g,芦根 20g,桃仁 10g,冬瓜子 13g,沙参 20g,桑寄生 10g,大黄 10g(后下),细辛 5g,生甘草 10g。7 剂,水煎服。

按语： 病机乃外寒闭阻卫气，内有里热，痰湿积聚，致邪难以外泄，肺气不宣。肺为贮痰之器，脾为生痰之源，故宜健脾除湿以绝痰生。外感风寒，肺气不宣，毛孔闭塞，故无汗而恶寒，以麻黄、桂枝发汗解表之，以细辛温通经脉，使邪气得以宣泄，阳气得以宣发，顾护肌表。肺气不降而致咳嗽气喘，以杏仁、白芥子、葶苈子降气止咳平喘；栝蒌开宣肺气；清半夏、陈皮、浙贝母、冬瓜子化痰止咳；云茯苓健脾除湿；石膏、金银花清泄里热；沙参、浙贝母、芦根滋阴清热；桃仁、大黄通便以降肺气。地龙、桂枝、桔梗温经通脉，生甘草清热泻火，调和诸药。

喘　证

小青龙合射干麻黄汤化裁案

高某，女，54岁，农民，1998年4月10日初诊。

主诉：喘咳，呼吸困难5日，加重2日。

现病史：患者患喘证近10年，冬春较甚。5天前因天气转凉，而现咳嗽、胸闷、气短，呼吸困难，喉中闻及痰鸣音。

刻诊：咳喘，胸闷气短，动辄喘甚，黄白黏痰，难咯，口黏不渴，小便清长，大便时干时稀，舌淡苔薄白，脉细滑。

诊断：喘证（痰浊阻肺证）。

　　　　支气管哮喘。

治法：宣肺化痰，降逆平喘。

处方：炙麻黄6g，生石膏30g，桔梗12g，牛蒡子12g，射干12g，干姜9g，桂枝6g，白芍20g，清半夏10g，葶苈子30g，紫苑15g，款冬花20g，甘草3g。7剂，水煎服。

二诊：服药七剂，咳喘缓解，痰易咳，原方加五味子15g，地龙10g，僵蚕10g，蝉蜕9g，浙贝母12g，罂粟壳3g。继服7剂后，诸症悉除。

按语：此案系脾经痰浊上干，壅阻气道，加之外邪袭肺，肺失宣降，发为咳喘。故以小青龙合射干麻黄汤加减以发表温里,降气平喘。又以桔梗、牛蒡子、射干化痰利咽;葶苈子泻肺平喘。二诊加五味子、罂粟壳以收敛肺肾之气,地龙、僵蚕以通肺络止痉,蝉蜕、浙贝母化痰止咳。

百合固金汤化裁案

李某,男,63岁,退休工人,2004年4月25日初诊。

主诉:喘促、肢冷一月余。

现病史:患者素有喘疾,既往冬春较甚。经西医院诊断为:慢性支气管炎,一直服用西药(不详)治疗,近一月来喘促、肢体加重。

刻诊:喘息短气,呼多吸少,动则喘甚,呼吸困难,咳嗽,痰少,汗出肢冷,口干,腰膝酸软,倦怠乏力,盗汗,大便秘结,舌淡苔黑,脉沉弱。

诊断:喘证(肾不纳气证)。

慢性支气管炎。

治法:补肾纳气,降逆平喘。拟百合固金汤加减。

处方:补骨脂30g,五味子30g,川贝母20g,当归20g,生黄芪30g,蜜紫菀20g,款冬花20g,地龙20g,前胡10g,百合20g,炙百部30g,麦冬20g,鱼腥草30g,葶苈子30g,紫苏子30g,茯苓20g,甘草10g。7剂,水煎服。

二诊:服药后,喘减轻,但仍动则喘甚,原方加沉香4g,诃子10g,蛤蚧6g,继服14剂,喘证已平。

按语:患者素有喘疾,迁延日久,加之年高体虚,肾气失于摄纳,发为肾虚喘证。治宜补肾纳气,拟百合固金汤配止咳平喘之品,使标本兼治。方中百合、麦冬滋阴清热,润肺平喘;川贝母、紫菀、款冬花、百部润肺化痰,止咳平喘;紫苏子、葶苈子降气平喘;补骨脂、当归、补骨脂、黄芪补气养血;鱼腥草、前胡清宣肺热止咳;地龙活血通络,助滋补之品发挥其功效;茯苓利水渗湿;五味子敛肺滋肾以助平喘。二诊加沉香降气,诃子、蛤蚧敛肺纳气。

麻杏石甘汤化裁案

田某,女,58岁,退休工人,2006年1月16日初诊。

主诉:喘咳、胸闷一周。

现病史:咳喘史 5 年,每遇风寒发作。平素身体虚弱,易感冒。一周前着凉感冒,症见咳嗽,鼻塞,流清涕,自服西药感冒药有缓解,但喘咳加重,胸闷憋气,咳吐黄痰。

刻诊:喘息气急,胸闷,咳嗽,痰稠而黄,发热恶风,鼻塞,头痛,口渴,咽痛咽痒,大便干,舌红苔黄,脉浮数。

诊断:喘证(表寒肺热证)。

支气管肺炎。

治法:解表清里,化痰平喘。拟麻杏石甘汤加味。

处方:炙麻黄 9g,杏仁 10g,生石膏 30g,黄芩 12g,紫菀 15g,僵蚕 10g,蝉蜕 10g,浙贝母 15g,鱼腥草 30g,炙前胡 15g,生甘草 6g,葶苈子 30g,地龙 30g,桔梗 20g,栝蒌 20g,全蝎 4g,天竺黄 30g,佛手 20g,牛蒡子 15g,金银花 30g,辛夷 20g,山豆根 6g。7 剂,水煎服。

二诊:服药后,喘咳大减,咽痒、鼻塞平。原方去蝉蜕,加五味子 10g,罂粟壳 3g,继服 7 剂,喘平。

按语:患者肺内素有痰热,又复感风邪,内火不得疏泄,肺失宣肃,发为咳喘。故拟麻杏石甘汤宣肺泄热、降气平喘。方中麻黄宣肺解表;黄芩、石膏清泄里热;杏仁、紫菀、葶苈子止咳平喘;浙贝母、栝蒌、天竺黄、前胡清热豁痰;佛手理气化痰;牛蒡子、桔梗、鱼腥草、金银花、山豆根解毒利咽;蝉衣疏风止痒;僵蚕、地龙、全蝎息风通络,使之调达。二诊加五味子、罂粟壳收涩以收尾。

苇茎汤合麻杏石甘汤化裁案

李某,女,23 岁,2009 年 9 月 10 日初诊。

主诉:咳嗽兼喘七八日。

患者平素体健,于一周前突发感冒,症见身热,鼻塞,流涕,头痛等,服用中成药表证虽解,但咳喘加重,伴有胸痛,口渴,咽干,痰稠而黄,不易咯出。即去某医院诊治,化验白细胞 10×10^9/L,中性粒细胞百分比分 79%,查胸片诊断为支气管肺炎(右下),经输液治疗多日不效而邀余诊治。

刻诊:咳嗽加剧,喘息气急,咽干喉痒,夜间不能平卧,舌淡红,苔微黄,脉滑数。

诊断:咳喘(痰热壅肺)。

支气管肺炎。

治法:清肺化痰,止咳平喘。拟苇茎汤合麻杏石甘汤化裁。

处方:炙麻黄6g,生石膏30g,苦杏仁10g,生薏苡仁15g,芦根30g,冬瓜子15g,鱼腥草20g,黄芩12g,浙贝母12g,紫菀25g,款冬花25g,葶苈子15g,远志9g,僵蚕10g,罂粟壳3g,大黄10g(后下),甘草6g。

二诊:服药三剂,咳喘大减,夜间已能平卧,眠寐尚佳。唯咽喉干涩,咳痰不爽,上方去紫菀,加山豆根6g,继服四剂。

三诊:药后咳喘基本向愈,化验白细胞与中性粒细胞未见异常,胸片示炎症部分吸收,自觉身乏力,动则汗出,咽中不适,痰转稀白。易方:生黄芪15g,白术10g,防风10g,白芥子10g,川贝母12g,苦杏仁10g,沙参15g,芦根30g,桔梗12g,牛蒡子10g。再予四剂。

四诊:药后余症好转,汗出已止,体力有增,诸恙平定。宗上方减量继服四剂。后经随访,本病尚未发作。

按语:此患证属外感咳喘,由风寒化热、邪热恋肺而发。盖肺为娇脏,不耐时邪,今外邪深入,化热灼津,炼液成痰,阻塞气道,故为咳喘。其治当以清肺化痰为首务,兼能平喘止嗽,故以苇茎汤合麻杏石甘汤加味,前后共服十余剂则收效显著。

定喘汤化裁案

梁某,男,24岁,2006年1月21日初诊。

主诉:哮喘十三年,近日加重。

现病史:自幼患严重哮喘,冬季加重,活动后加重。在西医院进行过敏试验,对花粉、尘螨、核桃等多种物质过敏,曾服多种中西药包括激素治疗,效果不明显。

刻诊：近日外出感受风寒，胸闷，憋气，咳嗽气喘，痰量不多，动则汗出，怕冷，乏力，多梦，精神不佳。花剥苔，脉数无力。

诊断：哮喘（脾肺气虚证）

治法：益气固表，宣肺平喘。拟定喘汤加减。

处方：炙麻黄6g，麻黄根12g，太子参12g，生黄芪9g，白果12g（打碎），五味子12g，桑白皮20g，紫菀15g，款冬花15g，前胡10g，炙甘草10g。7剂，水煎服。

二诊：服药后，咳嗽渐轻，仍有胸闷。偶有心慌。原方减炙麻黄、麻黄根、紫菀、款冬花，加丹参20g，柏子仁10g，远志15g。7剂，水煎服。服药后，症状基本消失。

按语：此患者脾肺气虚，卫表不固则活动后加重、气短、汗出、脉无力。肺气虚弱则宣降失职；脾气虚弱，中气不足，"脾为生痰之源，肺为贮痰之器"，故痰湿阻络则为虚性咳喘。方中麻黄宣肺，麻黄根收敛止汗，两药一散一收，如肺一开一合；桑白皮甘寒入肺，泄肺平喘；五味子，敛肺滋肾，生津止汗，如肺之宣发、肃降，一张一弛；白果，有定喘之功；紫菀、款冬花辛温入肺，是温化寒痰之要药，三药合用温化平喘之力更大；太子参、生黄芪、炙甘草合用健脾温中之功用更显。二诊加丹参、柏子仁、远志以养心活血安神。

三拗汤化裁案

王某，女，22岁，学生，2001年4月初诊。

主诉：哮喘六年，近3日加重。

现病史：患者六年前因感冒，后出现呼吸急促，喉中痰鸣，不能平卧，经某医院诊断为支气管哮喘，曾服用支气管扩张药、激素等药物，但仍反复发作。

刻诊：患者形胖，满月脸，性情急躁，胁肋窜痛，痰涎不多，饮食、二便均可，舌苔微黄，脉弦数。

诊断：喘证（肝气犯肺证）。

支气管哮喘。

治法：平肝宣肺，降气平喘。拟三拗汤加味。

处方：麻黄6g，杏仁10g，甘草9g，桃仁10g，地龙30g。4剂，水煎服。

二诊：服药4剂，喘息渐平。前方继服14剂，哮喘明显好转。将上药制成水丸，根据病情，每日服40~60粒，早晚2次服，以巩固效果。服水丸半年，能进行小运动量活动和家务劳动，随访1年，未再复发。

按语：本案患者平素性情急躁，肝气郁滞，上逆犯肺，肺气不降，发为喘疾。当食辛以散之，食苦以泄之。处方以三拗汤加减化裁，方中麻黄辛温，宣肺平喘；杏仁辛苦，辛能横行而散，苦能直行而降。考虑患者患病六年余，肺气闭郁不宣，势必导致瘀血内生。《本草备要》云："桃仁……苦以泄血滞，甘以缓肝而生新血"。本病涉及肝、肺两脏，故取桃仁泻肺缓肝，其濡大肠者，又取上病下治之意；再加入地龙清肝，平喘，解痉。现代药理研究报道，地龙中的一种含氮物质，对支气管有显著扩张作用，是缓解支气管痉挛的良好药物。

肺　痿

益胃汤合千金苇茎汤化裁案

朱某，男，50岁，农民，1994年7月13日初诊。

主诉：咳嗽半年余，伴双足萎弱无力。

现病史：患者于今年2月发热咳嗽气喘，留连月余，西医诊断为肺不张，西药治疗期间渐觉两足酸重无力，迁延至7月，双足萎软无力，肌肉萎缩。

刻诊：患者形体消瘦，皮肤干枯无泽，身热咳嗽气短，咳吐黄痰质地黏稠，夹带血丝，口燥咽干，声音嘶哑，食少便秘。舌红绛，无苔，脉细而数。

诊断：肺痿（肺胃阴虚证）。

肺不张。

治法：益胃润肺，清热生津。拟益胃汤合千金苇茎汤加减。

处方：沙参20g，麦冬15g，玉竹20g，石斛9g，生地黄20g，元参20g，芦根20g，金银花10g，黄芩10g，天花粉20g，熟大黄6g，生甘草20g。7剂，水煎服。

二诊：服药7剂，身热喘咳、口燥咽干及声嘶、便秘诸症悉解，肺热已清，津液将布，原方加减继进。

处方：沙参12g，麦冬15g，玉竹15g，生地黄15g，白芍20g，生甘草15g，淮牛膝9g，阿胶9g（烊化）。此方服至二十剂，双足能动。

按语：综观本案，病起肺热咳喘，由于热邪久羁，灼伤津液，进而耗损肺胃之阴，乃至诸症峰起。《素问·痿论》云："五脏因肺热叶焦，发为痿躄。"明确指出肺脏有热则消灼津液，在内可致肺叶枯萎，于外可生四肢痿弱不用之痿躄证。肺主气，司呼吸，气血津液布达周身，需要依靠肺气的宣发作用。在病理情况下，若肺有郁热，以致肺之气机宣降失司，气血津液不得正常输布，加之热亦伤人体之阴液，最终导致筋脉失于津液濡养而痿躄由生。痿由津伤，责本在肺，脾胃为气血生发之源，故治当益胃润肺，清热生津。处方以吴鞠通之益胃汤合千金苇茎汤加减治之，尽而收全效果。

胸　痹

栝蒌薤白白酒汤化裁案

芦某，女，55岁，2007年12月13日初诊。

主诉：心区疼痛，时发时止，已月余。

现病史：素有高血压动脉硬化史。近年来经某医院检查，心电图提示心肌缺血。运动试验确诊为冠心病。近日因气候骤冷，而频发心绞痛。

刻诊：胸闷，胸痛，心悸，憋气，疼时牵及左肩背，下肢发凉，苔薄，舌质稍黯，脉弦细少力。血压150/95mmHg。

诊断：胸痹（胸阳不振）。

冠心病。

治法:宣痹通阳,兼通血络,宜栝蒌薤白白酒汤化裁。

处方:栝蒌 20g,薤白 6g,丹参 25g,檀香 10g,五味子 10g,太子参 15g,砂仁 6g,苦参 15g,麦冬 12g,炒蒲黄 12g(单包),三七 4g(冲),炒枣仁 20g,炙甘草 6g。七剂,水煎服。

二诊:药后胸痛、胸闷减轻,胃纳稍增,前方加降香 10g,元胡 15g,继进七剂。

三诊:胸痛渐衰,憋气好转,仍胸闷不舒,唯下肢阴冷,舌黯脉细,再宗原法增强通痹活血之力。方拟栝蒌 15g,薤白 6g,丹参 25g,檀香 9g,太子参 15g,桂枝 9g,红花 9g,降香 12g,炮姜 6g,麦冬 12g,炙甘草 6g,大枣 4 枚,三七 4g(冲),共服七剂。另拟透骨草 30g,乳香 10g,没药 10g,红花 10g,桂枝 15g,苏木 15g,葱白 3 茎,生姜一块,三剂,布包水煎,外用浸泡下肢,每次 20~30 分钟。每剂共用三次。

四诊:胸闷、心悸锐减,四肢阴冷之感明显减轻,心区疼痛基本向愈。嘱服通脉养心丸、通心络,合用西药欣康之类善后。此外可继用外洗方以温通经脉。后经随访,证情基本稳定。

按语:此案胸阳不振,气机闭阻,脉络失畅,则致胸痛、胸痞、憋气。鉴于阳虚内寒,阳气不达四末,故下肢阴冷。阳气不足则心血亏虚,故心悸不宁。诚如《类证治裁·胸痹》所云:"胸痹,胸中阳微不运,久则阴乘阳位而为痹结也。"阳气既微,血行不畅,方用栝蒌、薤白宣痹通阳为主,拟生脉散益气柔阴,丹参饮加三七、蒲黄等活血行气定痛。至三诊时,因下肢阴冷,拟加桂枝、炮姜等散寒通经,合用外洗方令阴寒得以消散。全方协同,俾胸中阳气展旋,气通血畅,则阴霾尽消,诸恙自除。

栝蒌薤白酒汤合生脉饮化裁案

苑某,男,60 岁,1999 年 7 月 5 日初诊。

主诉:胸部闷痛,向左肩背部放射半年余,加重一月。

现病史:冠心病史 5 年。心胸痛,向左肩背部放射,劳累后及情志不遂时诱发或加重,日久不愈,舌下含服硝酸甘油缓解。心电图示:陈旧性心肌梗死。

刻诊:心胸痛,伴咯吐痰涎,自汗,气短,心悸,心烦,坐卧不宁,失眠多梦,大便秘结。脉弦缓,舌质紫暗、苔白。

诊断:胸痹(气滞血瘀证)。

　　　冠心病。

治法:活血行气,宽胸宁神。

处方:丹参30g,三七粉3g(冲服),沉香4g,栝蒌15g,薤白10g,柴胡6g,白芍10g,五味子10g,党参10g,麦冬6g,枳壳6g,桔梗12g,炙甘草6g,琥珀粉3g(冲服),远志10g。7剂,水煎服。

二诊:服药后,诸症大减,效不更方,继服14剂后,原方制成水丸,每次40丸,每日两次,调理预后。后随访,未复发。

按语:此证系阳微阴弦,血瘀痰凝、气机失和、心神被扰。方中三七、丹参活血化瘀定痛,沉香温通行滞,三药合用,作为治疗冠心病心绞痛的主药;薤白、栝蒌合用,取栝蒌薤白白酒汤之意,通阳散结、豁痰下气;党参、五味子、麦冬合用,取生脉散之意,益气生津止汗;枳壳、柴胡、白芍、桔梗相伍,调理气机,有升有降,有散有敛,使一身之气顺畅无滞;琥珀活血散瘀,安神定惊;远志祛痰开窍,宁心安神;炙甘草补益脾气,调和诸药;诸药合用,共达活血理气,化瘀通络,宣痹宁神之效而止心痛。

心　悸

参附龙牡汤合炙甘草汤化裁案

王某,男,57岁,1998年10月8日初诊。

主诉:心悸怔忡,头晕胸闷一周余。

现病史:冠心病史。一周前因劳累过度,突发心房颤动。口服心律平,虽得暂时缓解,仍反复发作,时轻时重。

刻诊：心悸怔忡，头晕胸闷，形神憔悴，面色苍白，气短，动则头额汗出，手足凉，脉结代，舌胖大色暗，有瘀斑，苔黄腻。

诊断：心悸（阴阳两虚证）。

房颤。

治法：养血定悸，助阳敛汗。拟参附龙牡汤合炙甘草汤加减。

处方：党参 20g，制附子 15g，生龙骨、生牡蛎各 30g（先煎），麦冬 12g，五味子 10g，炙甘草 30g，桂枝 10g，姜三片，大枣 10g，阿胶 15g（烊化）。7 剂，水煎服。

二诊：服药后，心悸怔忡、汗出减，手足温，头晕胸闷已消，神色转好。仍心烦，少寐，口干舌燥。脉数，偶有结代。原方去附子、桂枝、姜、枣，加生熟地黄各 15g，酸枣仁 15g，生黄芪 20g，继服 10 剂。

三诊：服药后，诸恙悉蠲。脉细数，舌色仍暗。此时以养阴益气为主，化痰散瘀为辅。上方去龙骨、牡蛎、阿胶、生熟地黄、酸枣仁，加龙眼肉 15g，茯苓 30g，半夏 12g，橘皮 6g，三七块 6g，丹参 20g，作水丸，每次 40 丸，每日两次。后随访未复发。

按语：此案论脉乃心阴亏损、心阳式微、阴阳有不相恋之势，论舌则痰瘀郁结。从程门雪先生"时病重苔，慢病重脉"之意，予参附龙牡汤合炙甘草汤加减。《伤寒论·辨太阳病脉证并治》："伤寒脉结代，心动悸，炙甘草汤主之。"方中炙甘草汤用大量炙甘草以缓急，地黄、阿胶、麦冬、麻仁补心阴，人参、桂枝、生姜、大枣补心阳，具调谐阴阳、补气养血之功，乃治心动悸、脉结代之组方。而本案已出现神衰气短，肢凉汗出之心阳式微证候，单用炙甘草汤是缓不济急，故暂去方中地黄、麻仁之寒，重用附子以振心阳，又加龙、牡固涩，五味子敛补，以防其外脱。二诊时心阳已重振，故撤去温药，加生地黄、熟地黄、酸枣仁、生黄芪，转方以养心阴为主，益心气为辅。

苓桂术甘汤合真武汤化裁案

赵某，男，65 岁，2003 年 11 月 9 日初诊。

主诉：心悸、胸闷五年余，加重 5 日。

现病史：心悸，胸闷，喘促。查胸片示：心脏向左下扩大，双肺纹理稍增粗。心电图示：ST-T段改变，提示慢性冠脉供血不足。西医诊断为：冠心病史，心衰3级。

刻诊：心悸，胸闷，气促，夜间阵发性喘促，不能平卧，纳差，腹胀，双下肢水肿，尿少。舌淡胖大，苔白，脉沉弱。

诊断：心悸（水饮凌心证）。

冠心病、慢性心力衰竭。

治法：温阳利水，养心定悸。拟苓桂术甘汤合真武汤加减。

处方：茯苓15g，猪苓15g，桂枝10g，白术10g，制附子10g，泽泻20g，白芍15g，苦杏仁12g，远志12g。5剂，水煎服。

二诊：服药后，小便量增加，下肢水肿消退。原方加党参20g，栝蒌15g，薤白12g。继服14剂。随访至今无复发。

按语：此证为脾肾阳虚，水饮上凌致心悸，是一种危急证候，应急利水。故拟苓桂术甘汤合真武汤加减以温阳利水。方中附子温振少阴阳气，使下焦气化蒸腾水邪，"壮元阳以消阴翳"；白术、茯苓、猪苓健脾利水；白芍活血脉、利小便，兼制附子燥烈之性；桂枝通阳化气；加泽泻以助利水；远志宁心安神；苦杏仁宣肺平喘。二诊加党参、栝蒌、薤白，共奏健脾补气，利肺祛痰，温通心脉之效。

生脉饮化裁案

杨某，女，28岁，2000年4月4日初诊。

主诉：心悸、胸闷10年余，加重1月。

现病史：心悸，胸闷，憋气，睡眠欠佳，夜间梦多。曾在西医院住院治疗，出院诊断为：先天性心脏病史（房间隔缺损，不完全性右束支传导阻滞）。

刻诊：心悸，胸闷，乏力，盗汗，五心烦热，咽干而痛，鼻干，双目干涩，形体消瘦，颧红，舌质红、苔薄黄，脉细数。

诊断：心悸（气阴两虚证）。

先天性心脏病。

治法：滋阴清热,养血安神。

处方：北沙参 12g,麦冬 10g,玄参 10g,五味子 15g,石斛 12g,生黄芪 12g,当归 10g,白芍 12g,丹参 20g,柏子仁 9g,连翘 12g,山栀 9g,茯神 9g,远志 6g,生甘草 9g。7 剂,水煎服。

二诊：服药后,心悸、胸闷、乏力均减轻,仍咽干、夜间梦多、睡眠不宁、盗汗。原方去生黄芪,加浮小麦 20g,熟地黄 30g,天花粉 15g。7 剂,水煎服。

三诊：服药后,患者心悸、胸闷已基本痊愈。改汤为丸,每次 40 丸,每日两次,调理预后。

按语：本案为气阴两虚之心悸。夜间梦多,睡眠不宁,盗汗,五心烦热,形体消瘦,颧红,舌质红,脉细数,不难看出以阴虚内热为主,故治疗时以养心阴,清心热为第一要务。方中沙参、麦冬、石斛、玄参滋阴养心,山栀、连翘清心,丹参、当归、白芍、生黄芪活血补血益气,五味子滋肾水以清心火,柏子仁、茯神、远志宁心安神,甘草调和诸药。二诊仍热扰心神,故加重滋阴清热药量。

胃 脘 痛

附子理中合丁香柿蒂汤化裁案

梁某,女,82 岁,1999 年 12 月 1 日初诊。

主诉：胃痛伴呃逆半月余。

现病史：胃部隐痛反复发作,天气变化或情志刺激时加重,偶伴呃逆。

刻诊：胃痛,喜温喜按,得温痛减。偶伴呃逆,呃声低长无力。口渴,或喜热饮,畏寒肢冷,食少乏力,大便溏薄。舌质暗红有齿痕,苔白滑,脉弦细。

诊断：胃痛(脾胃虚寒证)。

慢性胃炎。

治法：温阳健脾，理气降逆。

处方：制附子 6g，茯苓 20g，白芍 30g，炮姜 10g，生甘草 3g，丁香 6g，柿蒂 10g，沉香 4g，佛手 10g，元胡 15g，香橼 10g，木香 10g，芦根 30g，砂仁 6g，鸡内金 10g。七剂，水煎服。

二诊：七剂后复诊，言服三剂，症状明显减轻，呃逆消失。原方去丁香、柿蒂，继服七剂。

三诊：症状基本消失，后以附子理中丸调理之，并嘱患者保持的乐观情绪，避免过度劳累。

按语： 此案病机乃脾胃虚寒，中阳不足，中焦失其温养而发生疼痛。又胃中寒气内蕴，胃失和降，上逆动膈，膈间气机不利，逆气上冲于喉间，而致呃逆。治以温阳健脾，理气降逆。附子振奋一身之阳，炮姜温中止痛，重用白芍 30g 以柔肝止痛，丁香、柿蒂温中降逆，元胡、佛手、香橼、沉香、木香以调理气机、缓解呃逆，芦根以生津止渴，茯苓以温胃化饮，砂仁、鸡内金以健运脾胃。

吴茱萸汤合厚朴三物汤化裁案

马某，男，50 岁，1997 年 5 月 23 日初诊。

主诉：胃痛而胀约十余日。

患者于 1982 年患胃窦炎，后经服药症状缓解。近十余日，胃脘部痞闷且胀，疼痛不舒，按之濡软，饮食喜温恶凉，便干不畅，舌淡红，苔薄白，脉弦细。于 5 月 22 日经胃部检查为胃窦炎、十二指肠球部溃疡。

诊断：胃脘痛（虚寒气滞）。

胃窦炎、十二指肠球部溃疡。

治法：温中降逆，行气止痛，拟仲景吴茱萸汤合厚朴三物汤主之。

处方：吴茱萸 10g，党参 10g，生姜 4 片，大枣 4 枚，厚朴 30g，枳实 30g，大黄 3g（后下），白豆蔻仁 9g，清半夏 10g，木香 15g，甘草 10g。三剂，水煎服。

二诊：服药三剂，症状明显减轻。大便软，日行一次，仍有痞闷而胀,故于上方加香附 12g,柴胡 15g,和肝理气,继服十余剂,症状基本消失。

按语: 本案之治,系仲景吴茱萸汤合厚朴三物汤二方。一则温胃降逆,二则行气消痞。对脾胃虚寒,中焦气机升降不利之胃脘胀痛,腹满便秘之症,诚为恰中病机之良方。纵观胃脘痛之疾,无论罹患慢性胃炎或消化性溃疡之证则以本型居多,若辨证无误,则功效甚捷。

复元活血汤合失笑散合良附丸化裁案

赵某,男,75 岁,退休工人,2001 年 10 月 14 日初诊。

主诉:胃脘疼痛半月余,加重 2 日。

病史:患者近半月来觉胃脘部隐隐作痛,时作时止,曾服用奥美拉唑、三九胃泰颗粒等药物未见成效。

刻诊:胃脘刺痛,痛处固定,拒按,疼痛进食后加剧,午后入夜尤甚,胁肋胀满,恶心,嗳气反酸,面色晦暗,纳差,大便不畅,3~4 日一行。舌质紫暗有瘀斑,脉沉涩。

诊断:胃脘痛(气滞血瘀证)。

慢性胃炎。

治法:活血化瘀,行气止痛。复元活血汤合失笑散合良附丸加减。

处方:柴胡 10g,杏仁 10g,当归 15g,桃仁 10g,红花 10g,五灵脂 12g,炒蒲黄 12g,乌贼骨 10g,煅瓦楞子 20g,炮穿山甲 4g,吴茱萸 10g,元胡 10g,乌药 15g,高良姜 10g,香附 10g,炒神曲 15g。7 剂,水煎服。

二诊:服药后,诸症有减,但便不通,原方加火麻仁 20g,熟大黄 15g。继服十余剂,诸症消失,纳食增加,气色精神佳。

按语: 患者年老体弱,气血亏虚,加之退休后在家久坐久卧,运动较少,致气血运行不畅,瘀血停于胃络,脉络瘀滞,不通则痛。拟复元活血汤合失笑散合良附丸活血化瘀,温胃理气止痛。方中用当归、桃红、穿山甲、五灵脂、蒲黄归经入肝,行瘀活血,通络止痛;柴胡疏肝解郁;高良姜、香附温胃理气;乌药理气止疼;加吴茱萸、炒神曲共奏健脾温阳之效；元胡活血止痛；乌贼骨、煅瓦楞子制酸和胃；杏仁下气，润肠通便。

少腹逐瘀汤合桃红四物汤化裁案

谢某，女，65岁，2003年3月27日初诊。

主诉：腹部疼痛2周。

现病史：患者平素性格内向，爱生闷气，两周前与邻居发生口角，夜间腹部剧烈疼痛，偶有刺痛，自服柴胡舒肝丸后症状略有好转。

刻诊：腹部疼痛拒按，痛如针刺，痛有定处，两胁肋部胀闷不舒，常在夜间加重，心烦口苦，纳差，面色晦暗，二便尚可。舌暗有瘀斑，脉细涩。

诊断：腹痛（血瘀证）。

治法：活血化瘀，养血止痛。拟少腹逐瘀汤合桃红四物汤加减。

处方：当归20g，川芎15g，延胡索20g，生蒲黄10g（单包），五灵脂12g，乳香10g，没药10g，肉桂6g，小茴香12g，炮姜10g，桃仁10g，红花10g，香附12g，柴胡10g，沉香5g，砂仁6g，黄连8g，甘草3g。七剂，水煎服。

二诊：七剂后复诊，腹痛减轻，口唇周围出现疱疹。原方减肉桂，加牡丹皮15g，赤芍20g，郁金15g。七剂，水煎服。嘱患者调畅情志，饮食有节。

三诊：七剂后复诊，诸症大减。效不更方，继予十四剂，诸症悉除。

按语：此案病机系瘀血内停，气机阻滞，脉络不通。患者情志不遂，肝气郁结，气机阻滞，血行不畅，脉络瘀阻，不通则痛，故出现腹部刺痛，胁肋部胀闷不舒，面色晦暗；肝郁化火见心烦口苦；肝气郁结，横犯脾土见纳差；舌暗有瘀斑，脉细涩乃瘀血内停证之典型舌脉。方用少腹逐瘀汤合桃红四物汤加减，以少腹逐瘀汤活血祛瘀止痛，以桃红四物汤养血活血，砂仁、沉香以行气温中，香附、柴胡以疏肝解郁、理气止痛，黄连清热泻火。处方用药活血与行气相伍，祛瘀与养血同施，疗效显著。

泄 泻

痛泻要方加味案

赵某,男,46岁,1997年3月20日初诊。

主诉:腹痛泄泻3月。

现病史:患者3个半月前与家人吵架,后腹部胀气,腹鸣,腹痛泄泻,泻后痛减,大便一日3~8次不等。胸胁满闷不舒,时常嗳气。

刻诊:腹痛腹泻,腹鸣亢进,两胁肋不适,舌暗红苔薄白腻,脉弦。

诊断:痛泻(肝脾不和证)。

治法:补脾柔肝,祛湿止泻。以痛泻要方加味。

处方:党参12g,白术12g,茯苓10g,陈皮12g,防风10g,白芍15g,柴胡10g,川楝子10g,元胡6g,甘草6g。5剂,水煎服。

二诊:服上方后,腹痛缓解,大便次数减少,一日行3~4次,但腹部仍感胀气。于原方中加木香10g,砂仁10g(后下),厚朴20g,枳实15g,以理气消胀,继服14剂,诸症悉除。

按语:本案痛泄,系肝旺乘脾,肝脾不和,脾运失常所致。方用白术燥湿健脾,白芍养血泻肝,陈皮理气醒脾,防风散肝舒脾,四药相配,可以补脾土而泻肝木,调气机以止痛泻。又以柴胡、川楝子疏泄肝气、清泻肝火,加党参、白术、茯苓以加强健脾除湿止泻之效。诸药合用,肝脾和则痛泻止。二诊加入木香、砂仁芳香醒脾,厚朴、枳实宽肠理气。

四君子汤合四神丸化裁案

褚某,女,35岁。2003年3月15日初诊。

主诉:腹泻2年。

现病史:腹泻2年,常因受冷、饮食不慎而反复发作,曾多次服用中药、西药抗生素治疗,虽有好转,但停药后很快复发。

刻诊：面色萎黄，精神倦怠，乏力，口渴，纳差，大便稀溏，日行 3~4 次，小便清长。舌淡，苔薄腻，脉细缓。

诊断：泄泻（脾肾阳虚证）。

治法：健脾补肾，温阳化湿。四君子汤合四神丸加减。

处方：党参 20g，炒白术 15g，茯苓 12g，山药 10g，炒芡实 15g，生黄芪 10g，补骨脂 10g，肉豆蔻 9g，吴茱萸 9g，五味子 10g，藿香 12g。14 剂，水煎服。服药后痊愈。

按语：本案患者由于脾胃虚弱不能运化精微，聚水成湿，"湿盛则濡泻"，此外"肾为胃关，开窍于二阴"，故二便之开闭皆肾主，肾中阳气不足，则命门火衰，故令人泄泻。泄泻日久，脾虚益甚，故以健脾补肾化湿为主要治则。处方仿四君子和四神丸加减化裁，方中党参性平味甘，归脾、肺经，有补中益气，健脾益肺之功效，白术健脾燥湿，茯苓渗湿健脾为佐，又合以四神丸温肾散寒、涩肠止泻，诸药皆为平和之品，温而不燥，补而不峻。

葛根黄芩黄连汤合芍药汤化裁案

张某，男，48 岁，2006 年 4 月 3 日来诊。

现病史：晨起腹泻 20 余年，患者每晨腹中急迫不适而醒，如厕作泻，泻下稀烂溏便，偶夹黏液（自诉秽如"鱼脑"），便后仍觉肛门重坠急迫，10 分钟后仍需再次如厕，解出大量稀烂便后方舒，20 余年曾多方求治，多次肠镜检查示"直肠结肠黏膜充血水肿，滤泡增生"，病情迁延，若饮啤酒则诸症加重。近又因家庭失睦，情怀恼怒，病情加重。

刻诊：五更腹泻、里急后重如前，并胸闷气短，善太息，头痛头涨，牙痛，日暮睡卧之时遍身肌肉酸痛，舌略淡，苔灰腻燥裂，脉细缓。

诊断：五更泻（气郁湿困）。

治法：理气宽胸，清热化湿。

处方：栝蒌皮 20g，薤白 8g，柴胡 10g，枳壳 10g，白芍 30g，丹参 30g，沉香 5g，降香 12g，砂仁 6g（后下），藿香 10g，佩兰 10g，茵陈 25g，茯苓 20g，川连 9g，葛根 15g，黄芩 12g，滑石 15g（包煎），甘草 3g。7 剂，水煎温服，日 1 剂。

二诊：上 7 剂服毕复诊，胸闷、太息、身痛诸证减轻，五更作泻同前，舌淡胖嫩，苔黄略腻，脉弦细，以清热燥湿，调气血，稍佐以收涩止泻为法。

处方：白头翁 25g，马齿苋 20g，木香 10g，当归 15g，白芍 30g，川连 9g，黄芩 10g，葛根 15g，苍术 12g，黄柏 12g，茯苓 25g，山药 30g，诃子肉 12g，甘草 6g，炒薏苡仁 30g，水煎，日 1 剂。

上方用毕 7 剂，晨泻后重感明显减轻，舌苔转薄，仍微黄腻，后以芍药汤去大黄加减（黄芩、黄连、当归、白芍、肉桂、木香、葛根等）调理服用 20 余剂后，腹痛后重感均消除，惟仍晨起排泄稀便 2 次，自觉无明显不适，遂停止服药。嘱其清淡饮食，慎避寒凉，并调畅情志。1 年之后患者因饮食寒凉，作泻加甚来诊，询知期间病情平稳，予参苓白术散调理数剂而安。

按语：临证所见，五更久泻非皆脾肾亏虚，多有虚实夹杂之证。辨识虚实尤其留意，常反复询问患者大便性质（若虚寒证则大便清稀，排之通畅，臭味不甚，黏腻不显；若夹有湿热实邪则多大便秽臭，解出不畅，黏腻明显，难以冲刷）及便后感觉（虚泻一般泻后即安，腹部不适常可缓解，而若夹有实邪，则多泻后仍觉肛门重坠不舒，仍有便意，甚者少顷复泻）并参合身形舌脉（虚寒者多面色偏淡、舌淡苔薄、脉虚，夹有湿热者则往往面色垢腻晦暗，舌苔厚腻或燥，脉象滑大有力）。对于虚实夹杂之证，常先从清热化湿，调和气血入手，临证赏用仲景之葛根黄芩黄连汤及刘河间治痢之芍药汤化裁，后者原方中尚有大黄一味"荡涤邪滞"，临证时视病机虚实情况，或去或留。待数剂用过，后重去，腻苔除，证现纯虚，再辨证施予调补敛涩，选用补中益气汤、参苓白术散、四神丸或附子理中丸等方加减，适当配合诃子肉、石榴皮等敛涩之品，常可收良效。

调胃承气汤化裁案

陆某，男，68 岁，退休工人，1993 年 9 月 15 日初诊。

主诉：腹泻六日。

现病史：患者于十日前发热，体温 38.2~39.3℃，恶寒，头身疼痛，咳嗽。自服退热药，后热退，但现腹泻，泻下清水，伴腹痛，到西医院以肠炎治疗未见效,后服参苓白术散,亦不见效。

刻诊:腹泻,水样便,日行4~5次,腹部隐痛,拒按,纳呆。舌黯淡,苔薄黄,脉沉。查体:左脐周轻度压痛,无腹肌紧张及反跳痛。

诊断:泄泻(热结旁流证)。

　　　肠炎。

治法:攻下燥实。投以调胃承气汤。

处方:大黄10g,芒硝15g,甘草3g。2剂,水煎服,嘱其2日后复诊。

二诊:病人精神清爽,言服药后肠中雷鸣,疼痛剧烈,旋即泻下羊屎状粪块10余枚,臭秽无比,泄后诸症遂消,病愈。

按语:本案先考虑患者发热、腹泻多日,西医曾按肠炎治疗,考虑先前治疗过用寒凉,伤及脾胃之阳气,故致脾虚泄泻。患者曾服参苓白术散治疗仍未见效,说明初病为邪袭肌表后内陷肠胃,积滞与内陷邪热搏结,终成燥屎,内阻肠胃,粪水自旁而下,形成热结旁流证。腹痛拒按,足证此并非虚证,故投健脾止泻之参苓白术散而无效。但此案亦非典型的热结旁流证,故用改大承气汤而投以调胃承气治之,而获全效。

自拟止泻方案

姜某,男,5岁半,2004年10月4日初诊。

主诉:腹泻3天。

现病史:患儿素来胃纳不佳,3天前因家庭聚会,饮食不节突发腹泻,每日3~4次,大便稀烂,夹有食物残渣,气味酸臭,伴恶寒发热,恶心呕吐,厌食,腹部胀满,疼痛拒按。

刻诊:形瘦腹大,哭闹不止,腹泻如前,小便短赤,苔黄垢腻,脉滑数。检查:体温38.2℃,查血常规及大便常规均未见明显异常。

诊断:泄泻(脾胃失运证)。

　　　急性胃肠炎。

治法:健脾助运,消食化积。

处方:胡黄连6g,银柴胡6g,焦槟榔12g,炒莱菔子12g,陈皮6g,鸡内金 20g, 焦山楂 15g, 炒神曲 10g, 炒麦芽 10g, 茯苓 9g, 紫苏子 12g, 熟大黄 3g, 甘草 3g。5 剂, 水煎服。

二诊: 服药后, 患者诸症俱瘥, 大便 1~2 次 / 日, 且成形, 腹胀腹痛消失, 食欲略有增加。上方去熟大黄, 加太子参 10g, 山药 10g。

三诊: 续服 5 剂, 患儿胃纳可, 精神佳, 余症皆除而告愈。嘱注意饮食调养。

按语: 本案患儿腹泻系由饮食失节, 胃肠积滞导致。乳食不化, 损伤脾胃, 运化失司, 水谷不化, 宿食内停, 清浊不分, 并走大肠而成泄泻。治以消食导滞, 健脾和胃为主。处方以银柴胡、胡黄连除疳积、清湿热, 炒槟榔、莱菔子、陈皮、鸡内金、焦山楂、神曲之属消食理气止痛, 茯苓健脾利湿, 紫苏子醒脾健胃、行气止痛、解鱼蟹中毒所致呕吐腹泻症状, 熟大黄通因通用以攻下逐邪, 甘草益气健脾、调和诸药。二诊时患儿肠中积滞已清, 去熟大黄, 加太子参以补气生津, 防治暴泻之后的阴津受损。

呕 吐

温胆汤化裁案

杨某, 女, 18 岁, 学生, 1998 年 7 月 12 日。

主诉: 呕吐, 伴胃脘疼痛 2 日余。

现病史: 昨日午饭后, 突然恶心不适, 旋即呕吐, 胃脘疼痛, 胀满颇剧, 嗳气, 稍进饮食疼痛更甚, 大便微溏, 小便黄, 身倦, 夜寐不安, 月经正常。舌苔厚腻, 脉沉弦。

诊断: 呕吐(饮食积滞, 胆胃不和)。

治法: 消导化滞, 清胆和胃, 拟以温胆汤加减。

处方: 姜半夏 15g, 姜竹茹 10g, 陈皮炭 10g, 鸡内金 20g, 丹参 15g, 藿香梗 12g, 紫苏梗 12g, 吴茱萸 10g, 黄连 6g, 檀香 5g, 砂仁 10g(后下), 白豆蔻仁 15g, 香附 15g, 枳实 10g, 炙甘草 6g。

服四剂而愈。

按语：患者饮食积滞，胆胃不和，中焦气机升降功能失常，遂有嗳气、恶心、呕吐、胀满不适，虚烦不得眠。本方以左金丸、温胆汤、丹参饮加减为主方。左金丸清肝泻火，降逆止呕，温胆汤理气化痰，清胆和胃，丹参饮止胃痛，藿香、白豆蔻仁化湿行气止呕，姜半夏、竹茹、黄连、枳实、内金清热和胃化滞以止呕。

痞　满

泻心汤合越鞠丸化裁案

周某，女，55岁，2000年8月16日初诊。

主诉：胸脘胀闷半月，伴呕吐三天。

现病史：冠心病10余年。患者平素嗜食肥甘厚味，体型肥胖。一年前经西医诊断为慢性浅表性胃炎，西药治疗后缓解。半月前自觉胸脘部胀闷不舒，不思饮食，自服健胃消食片虽见好转，但仍感不适遂前来就医。

刻诊：胸脘痞闷不舒，按之柔软，压之不痛，头晕目眩，呕吐痰涎，不思饮食，身重困倦，小便色黄，大便不爽。舌红边有瘀点，苔黄腻，脉滑数。

诊断：痞满（痰热中阻证）。

　　　慢性浅表性胃炎。

治法：清热化痰，理气宽中。拟泻心汤合越鞠丸加减。

处方：半夏15g，陈皮10g，黄连10g，黄芩12g，大黄6g（后下），川芎12g，香附12g，焦栀子10g，砂仁6g，紫苏梗12g，竹茹10g，丁香6g，柿蒂12g，丹参30g，栝蒌20g，莱菔子25g，焦三仙各20g，芦根30g，玄参20g，甘草3g。七剂，水煎服。

二诊：七剂后复诊，呕吐止，余症均见好转，原方去丁香、柿蒂，大黄减4g，继服十四剂。

按语：本案病机乃痰浊阻滞中焦，湿热内蕴，气机不利。痰热阻滞中焦,脾胃运纳失职,清阳不升,浊阴不降,出现胸脘部痞满;痰浊中阻,胃失和降,可见不思饮食、呕吐痰涎;痰蒙清窍,则头晕目眩;痰湿泛于肌肤,则见形体肥胖;舌红边有瘀点,苔黄腻,脉滑数乃痰热阻滞之象。方用泻心汤合越鞠丸加减,以泻心汤泻热破结,以越鞠丸行气解郁,丁香、柿蒂温中降逆、行气止呕,竹茹清热止呕,莱菔子、焦三仙消食除胀、健运脾胃,丹参活血祛瘀,砂仁化湿行气,紫苏梗、栝蒌清热宽胸散结,芦根、玄参清热养阴生津。

左金丸合四逆散化裁案

徐某,男,43岁,司机,2006年8月23日初诊。

主诉:胃脘胀闷嘈杂,胁肋胀痛月余。

现病史:患者嗳气,吞酸,痰多恶心,胃脘闷胀,偶有疼痛不适感,饱胀不欲进食,进食呕吐,易饥饿。近月余新增咽喉疼痛感,伴有嗓子疼痛,痰中带有血丝,自服润喉药物,未见效果。

既往史:浅表性胃炎。

刻诊:口苦口干,咽干口渴,胁痛,小便可,大便干硬,舌红苔黄,脉弦滑数。

诊断:痞满(肝火犯胃,胃气上逆)。

治法:清泄肝火,和胃降逆。拟以左金丸合四逆散加减。

处方:吴茱萸12g,黄连6g,厚朴25g,枳实25g,柴胡10g,白芍25g,木香12g,砂仁10g(后下),延胡索20g,生大黄12g(后下),甘草6g,白豆蔻12g,姜半夏12g。

二诊:七剂后,诸症有缓解。原方加乌贼12g,煅瓦楞子15g。

三诊:七剂后,诸症大有缓解。原方加代赭石15g,蒲公英20g。余症皆除,后随访病人未再发作。

按语:患者肝气郁结,郁久化火,且肝木克制脾土,脾胃素有阴虚之症,则见到吞酸、嗳气、胁痛诸症。火热当清,气逆当降,故治宜清泻肝火为主,兼以降逆。方用左金丸清肝火,降胃气。由于患者口苦口干,咽干胁痛甚剧,则加以使用四逆散,以加强疏肝和胃之功效。二诊增加乌贼骨,煅瓦楞子,以增强制酸止痛之功效,缓解患者吞酸之症状。三诊随证增加清热,重镇之蒲公英和代赭石,以清余热,巩固疗效。

补中益气汤合二仙汤化裁案

赵某,女,42岁,企业高管,2007年2月14日初诊。

主诉:脘腹满闷,乏力近一年,加重2个月余。

现病史:患者脘腹满闷近2个月加重,喜温喜按,神疲乏力,少气懒言,纳呆嗳气,四肢欠温,腰膝酸冷,尿频便溏,伴阴道出血,带下质稀如水。

既往史:慢性胃炎。

刻诊:面色晦暗,舌质淡边有齿痕,苔薄白,脉沉细无力。

诊断:痞满(脾肾阳虚证)。

　　　　浅表性胃炎。

治法:健脾益气,温肾调经。拟以补中益气汤合二仙汤加减。

处方:生黄芪30g,人参10g,白术15g,茯苓20g,柴胡10g,升麻9g,当归15g,竹茹12g,熟附子6g,炮姜9g,陈皮15g,沉香6g,砂仁12g,厚朴20g,大腹皮15g,仙茅12g,仙灵脾(淫羊藿)15g,巴戟天15g,香附12g,白芍15g。

二诊:七天后复诊,痞满稍减,嗳气消失,经血止,四肢渐暖,夜尿减少,脸色好转,诸症多减,原方加木香10g,郁金15g,去沉香、竹茹。

三诊:七剂后复诊,诸症基本消失,偶有脘腹满闷,改用香砂六君汤加减调理。

按语:脾胃为升降的枢纽。劳倦伤脾、气机升降失调可见脘腹满闷、嗳气频发,脾胃气虚、纳运乏力可见纳呆、少气懒言,清阳不升而见便溏,故用补中益气汤加减,补益中气、振奋清阳。痞满甚,加用砂仁、厚朴等理气健脾,四肢不温,加熟附子、炮姜。患者脾虚血失固摄,肾虚封藏失司,虚而下陷,冲任不固,不能制约经血,故阴道出血。且腰膝酸冷,带下质稀,方用二仙汤加减,温肾健脾,养血调经。后改用香砂六君汤以理气和胃,调理预后。

六君子汤化裁案

郭某,男,50岁,2003年2月8日初诊。

主诉:脘腹胀满疼痛2月。

现病史:患者于2002年12月因胃窦炎合并十二指肠溃疡行胃部分切除术。2个月前食柿子,后觉脘腹胀满疼痛,恶心反酸,食欲大减。曾服消导之剂症减,但偶尔每食难消化食物则胃脘胀痛不适,恶心,大便时稀时干,食欲不振,神疲体瘦。

刻诊:患者面色少华,周身乏力,纳呆,食则脘腹胀满,疼痛喜按,嗳腐吞酸,大便数日未行,手足心热,口干不喜饮,舌淡红苔根腻,脉沉细。

诊断:痞满(脾虚失运证)。

治法:补脾益气,消导理气。以六君子汤加味。

处方:党参25g,当归15g,茯苓15g,白术12g,半夏12g,陈皮6g,全栝蒌30g,莱菔子20g,山药30g,谷芽、麦芽各20g,鸡内金15g,甘草3g。7剂,水煎服。

二诊:服用上方后,患者腹胀大减,便通,食欲增加。守方继进,连续15剂,患者诸症悉平。嘱注意饮食与精神方面的调摄,少食多餐,不宜饮酒及过食生冷、辛辣食物,应保持精神愉快,避免忧思恼怒及情绪紧张。

按语:中医认为胃痞的成因有虚实之分。实邪内阻,多因中虚不运,升降无力,反之中焦运转无力,最易招致实邪,两者常互为因果。本案患者术后元气大伤,脾胃虚弱,健运失司,致使湿停饮生,复受伤食,宿食痰湿留结于胃,则胃脘胀满,嗳腐吞酸,大便不调,治疗须消补兼施,补气以扶正,消导以祛积。处方以六君子汤化裁,加山药益气健脾、化湿和胃,佐谷芽、麦芽、莱菔子、全栝蒌消食化积,润肠通便,补而不滞。体现攻补兼施,扶正祛邪并举的治疗思想。

臌 胀

达郁宽中汤合五皮饮化裁案

刘某,男,53 岁,1991 年 5 月 20 日初诊。

主诉:腹部胀满 1 个月,伴下肢浮肿。

现病史:患者一个月前在市某医院行胃溃疡手术,术中发现肝脾肿大,对肝组织取样病检,诊断为肝硬化。病人自述术后渐感腹胀、乏力、无食欲。肝功能检查:谷丙转氨酶(ALT)110U(<40U),总蛋白(TP)70g/L(60~80g/L),白蛋白(A)20g/L(40~55g/L),球蛋白(G)50g/L(20~30g/L),白蛋白(A)/球蛋白(G)1:2.5(1.5~2.5:1)。B 超检查为肝硬化腹水。

刻诊:面色萎黄不华,形瘦,腹胀膨隆,下肢浮肿,脉沉弦无力,舌紫暗苔薄黄。体格检查:巩膜无黄染,按诊腹部硬,脾下界位于左胁下 5cm,腹部叩诊呈移动性浊音。

诊断:臌胀(气滞血瘀证)。

　　　肝硬化腹水。

治法:疏肝解郁,行气利水。拟达郁宽中汤合五皮饮加减。

处方:广木香 15g,当归 15g,赤芍 15g,蚕砂 10g,香橼皮 10g,柴胡 12g,鸡内金 20g,白茅根 10g,厚朴 15g,枳壳 10g,葱白 10g,大腹皮 20g,茯苓皮 20g,干姜皮 10g。5 剂,水煎服。

二诊:服上方五剂后下肢浮肿已消,腹胀稍减,小便渐多,食欲增加,精神好转,体力渐复。更予前方加白术 10g,续服十剂。

三诊:自服上方 10 剂后,小便明显增多,腹胀大减,诸症皆好转。续予逍遥散合鳖甲煎丸,继服一个月调理善后。

按语:本案患者臌胀乃因肝郁气滞、气与血结所致,治以疏肝理脾、化气利水。臌胀之产生,多因肝气郁滞、三焦气化失司所致。若使肝气舒调,气机枢转,必然水化为气,气行而水退。治此以达郁宽中汤合五皮饮加减,方中用柴胡、厚朴、香橼皮疏肝理气,当归、赤芍养血活血、滋养肝阴,沉香、蚕砂温肾化浊、降气调中,鸡内金与白茅根同用,乃取张锡纯创立的鸡胵茅根汤之意、化有形之积、通利水道、消除泛滥之水患,鲜葱辛温,有通阳作用,加大腹皮、茯苓皮、白术健脾利水作用更强。诸药合用,疏肝理气、化瘀利水,有形之积可除,郁滞之气可通,泛滥之水可退,臌胀自消。

桂枝去芍药加麻辛附子汤加味案

苏某,男,42岁,2000年5月4日初诊。

主诉:胁痛4年,腹胀满2月余。

现病史:胁痛4年,腹胀满2月余。西医诊断为肝硬化腹水。

刻诊:腹大如鼓,见蜘蛛痣,气短,肠鸣音亢进,肢冷,便溏,小便短而少。舌淡,苔薄白,脉沉细。

诊断:臌胀(阳虚血瘀水停证)。

　　　　肝硬化腹水。

治法:益气温阳,化瘀逐水。

处方:熟附子10g,生麻黄10g,细辛6g,桂枝12g,白术10g,丹参30g,三棱10g,莪术10g,炙甘草10g,生姜3片(自备),大枣10枚(自备)。14剂,水煎服。

二诊:服药后,腹水渐消,肠鸣音正常。

处方:熟附子9g,生麻黄6g,细辛6g,桂枝12g,白术10g,丹参20g,三棱10g,莪术10g,炙甘草10g,生姜3片(自备),大枣10枚(自备)。14剂,水煎服。

服药后,腹水消退,诸症缓解,后以疏肝健脾之法,制蜜丸善后。

按语:本案患者系臌胀,阳虚血瘀水停证。《灵枢·水胀》言:"腹胀身皆大,大与肤胀等也。色苍黄,腹筋起,此其候也。"臌胀病机为脾肾阳虚,水液停聚,病在肝血瘀阻。瘀碍水停,故见腹水、蜘蛛痣;阳虚不能化气,水失蒸腾布化,而见肢冷、便溏、舌淡苔白。处方以张仲景经方之桂枝去芍药加麻辛附子汤加味,振奋阳气,调和营卫,温阳散寒,通利气机,辅以三棱、莪术等活血之品,化瘀阻,助水行。

胁 痛

小柴胡汤合以温胆汤化裁案

刘某,男,36岁,1989年1月10日初诊。

主诉:两胁连胸膈疼痛间作2年,加重1个月。

现病史:患者于2年前开始出现两胁肋胀满疼痛,时作时止,每于食油腻食物,及生气后发作,近一年来每次发作痛连胸膈,且发作次数增加,于医院就诊,B超显示胆囊增大,呈炎性浸润。西医诊为慢性胆囊炎。

刻诊:患者病时发时止,发作重时,疼痛剧烈,呕吐酸苦,面黄唇青,大汗出,饮食不下,夜难安卧。脉象左关弦硬,右弦细,舌苔黄白厚腻微干。

诊断:胁痛(肝胆湿热证)。

　　　慢性胆囊炎。

治法:疏肝利胆,清化湿热。拟小柴胡汤合以温胆汤加减。

处方:柴胡9g,枳实6g,陈皮6g,吴茱萸4.5g,黄连3g,佛手9g,木香3g,法半夏9g,茯苓15g,郁金9g,鸡内金6g。五剂,水煎服。

二诊:服上方五剂后,疼痛略愈,呕吐已止。舌苔黄腻渐退,口中仍苦。脉左关较前变软,右现细弱。稍能进食。大便间日一行,仍不爽畅,小便短黄。夜卧未安,时有痛作。于上方加茯苓15g,当归尾9g,竹茹6g,续予五剂,以加强活血清热祛湿之力。

三诊:患者胸胁胀满疼痛已愈,呼吸舒畅,呕吐心烦全止,口中微苦,能进饮食。大便日一行,小便清长。脉象左弦渐平,右尚细弱,舌淡黄而润。予前方制成蜜丸续服一个月,诸症皆愈。

按语：本案患者所患胁痛之证乃湿热内蕴，胆气郁结所致。"胆囊炎"相当于《内经》上的"胆胀"和"肝胀"，其发病机理为属湿热内壅，气化郁结。然观其病程已有2年，故治此不可独以祛邪之品，若逐邪太过迅猛，恐伤正气，当以扶正祛邪兼顾，和解少阳为主。予以小柴胡汤合以温胆汤，疏泄肝胆气机、清泻肝胆湿热的同时不伤其正气。此外，肝为"将军之官"，主疏泄，故临床治肝胆疾病之时，必佐以理气疏肝之品，如方中佛手、木香、郁金之类。全方相合，使肝气得疏，胆热得解，则胁痛自愈。

四逆散化裁案

郑某，男，65岁。2001年11月1日初诊。

主诉：右胁肋胀痛半年，加重1个月。

现病史：患者平素性格急躁，半年前因家庭琐事大怒后常常感觉右侧胁肋胀痛不适，未给予重视病情加重，2001年10月份在某医院做上消化道造影，未见异常，经B超诊断为"慢性胆囊炎""胆结石"。

刻诊：右侧胁肋胀痛，甚则引及肩背作痛，疼痛走窜不定，每因情志变化而增减，胸闷口苦，嗳气频频，吞酸呃逆，腹胀，不思饮食，舌淡红，苔薄黄，脉沉弦。

诊断：胁痛（肝气犯胃）。

　　　慢性胆囊炎。

治法：疏肝解郁，和胃止痛。

处方：四逆散加减。柴胡10g，枳壳10g，白芍12g，甘草10g，郁金20g，青皮、陈皮各10g，香橼10g，姜黄10g，旋覆花10g，生赭石10g（先煎），全栝蒌15g，炒山栀10g，厚朴10g，荷梗3g，法半夏10g。12剂，水煎服。

二诊：诸症渐平。舌黄已退，脉仍同前。续进上方药，以巩固疗效。

按语：此案病机乃肝失条达，气机郁滞，横逆犯胃，胃失和降。肝失疏泄，肝气横逆犯胃，胃气上逆则胁肋疼痛走窜不定、嗳气呃逆；肝气犯胃，胃受纳失职，则吞酸腹胀，不思饮食。此乃肝为起病之源，胃为受邪之地，治疗当疏肝理气,和胃止痛。方用四逆散加减以疏肝解郁,调和肝脾。加郁金、青陈皮、香橼、姜黄疏肝理气、解郁止痛,再以旋覆花、生赭石降逆下气,使郁滞得以舒达而气循常道、不复横逆,栝蒌、山栀解其郁热,厚朴、荷梗升降气机,半夏以和中健胃,故诸症得平矣。

逍遥散化裁案

徐某,女,73岁,1991年9月2日初诊。

主诉:右侧胁肋胀痛2年。

现病史:患者于七年前行胆囊手术切除术,平素性格内向少言,爱生闷气。

刻诊:右侧胁肋灼热胀痛,口苦口黏,善太息,纳差腹胀,小便黄赤,便溏不爽,神疲乏力。舌红苔黄腻,脉弦滑。B超见肝内胆管结石。

诊断:胁痛(肝胆湿热证)。

治法:清热利湿,健脾通络。

处方:逍遥散加减。茵陈15g,柴胡15g,薄荷10g,当归10g,白芍20g,白术10g,炙甘草6g,茯苓15g,金钱草30g,海金沙10g(包),菖蒲20g,郁金20g,川楝子10g,泽兰10g。14剂,水煎服。

二诊:复查B超,肝内胆管未见结石影。仍口干咽燥,舌红少苔,脉弦数。守方去海金沙、菖蒲、郁金,加天花粉20g,五味子10g,再服15剂,以资巩固。

按语:本案病机为湿热内蕴,肝脾不和。湿热蕴阻,肝胆疏泄失职,气机不畅,则胁肋灼热胀痛、善太息;湿热郁蒸,胆气上溢则口苦口黏;肝气横逆犯脾,脾气虚弱,不能运化水谷则纳差腹胀、神疲乏力;气滞湿阻则便溏不爽;小便黄赤、舌红苔黄腻、脉弦滑均为湿热内蕴之象。治宜逍遥散疏肝解郁,健脾通络。柴胡以疏肝解郁,当归、白芍以养血柔肝缓急,白术、甘草、茯苓以健脾益气,薄荷疏散郁遏之气,透达肝经郁热,茵陈、金钱草、海金沙、菖蒲、郁金以清利湿热,利胆排石;川楝子疏肝泄热,行气止痛;泽兰叶活血通经止痛。全方以肝脾同治,气血兼顾。药后不仅诸症告愈,肝内胆管结石也一并消失,不禁令人称奇。

腹　痛

大建中汤加味案

余某,男,5岁半,1999年6月12日初诊。

主诉:腹痛半日。

现病史:患蛔虫性肠梗阻,脐腹绞痛,呕吐不能食,吐出蛔虫一条。素有贫血。

刻诊:患儿面色萎黄有虫斑,身体瘦弱,手脚清冷,按其腹部有一肿块如绳团状,舌淡苔薄白,脉沉细。

诊断:虫积腹痛(中焦虚寒,蛔虫内阻证)。

治法:温中散寒,驱虫止痛。以大建中汤加味主之。

处方:党参10g,川椒3g,干姜3g,饴糖30g,槟榔10g,使君子10g。2剂,水煎频服。

二诊:6月14日复诊,告服药一剂后呕吐停止,现腹痛消失,昨日排出蛔虫数十条。后用启脾丸调理后天之本。

按:蛔虫性肠梗阻,蛔虫扰动绞结,阻于肠腑,不通则痛。患儿手足清冷,舌苔薄白,脉沉细,为中焦虚寒之征。蛔虫喜温而恶寒,故投以大建中汤温中补虚,散寒止痛。佐以槟榔、使君子驱杀蛔虫。《金匮要略心典》谓:"上冲皮起,出见有头足,上下痛而不可触近者,阴凝成象,腹中虫物乘之而动也。是宜大建中脏之阳。以胜上逆之阴。故以蜀椒、干姜温胃下虫,人参、饴糖安中益气也。"遵其旨以治之。

遗 尿

麻黄汤案

许某,女,30岁,1999年11月26日初诊。

主诉:遗尿近10月余。

现病史:患者于今年年初感受风寒而发热恶寒头痛,自服西药但仍未缓解,而后经常怕冷,头痛身痛,体温维持在37~38.2℃之间,后住院治疗,发热好转,但小便开始不利,数日后不禁,迭经医治,病无起色。平时很少出汗,炎夏时亦是如此,查尿常规正常。查以前所服处方,皆温肾固涩、补肺健脾之法。

刻诊:形体肥胖,两眼睑及下肢浮肿,尿意频急,咳嗽或大笑时尿液自出。发热微恶寒,肢节疼痛,体温在37~38℃之间波动。舌质淡润,苔白腻,脉浮微紧。

诊断:遗尿(太阳表实证)。

治法:宣通肺气,解表发汗。拟麻黄汤。

处方:麻黄10g,桂枝6g,杏仁10g,甘草15g。3剂,水煎服。

服药后遍体津津汗出,发热解,小便正常,至今未有复发。

按语:小便不禁或频数,责之于肾虚者众,每以温补收涩为治。阅其前方,亦以温肾固涩、补肺健脾之法治之。然本案为外感风寒之邪,病程虽久,但并未发生传变,太阳表实证俱在。治宜解表发汗之法。肺主皮毛,又通调水道,风寒外束,肺气不宣,则汗闭而小便失常。"凡肺通调水道失常之证,因于外寒闭阻者,皆宜麻黄汤治之。"故用麻黄汤宣通肺气,解表发汗,以开鬼门,则汗出小便畅也。

水 肿

玉屏风散加味案

王某,女,22岁,2001年6月15日初诊。

主诉:下肢浮肿一月余。

现病史:患者两个月前不慎外感而咳嗽,咽喉肿痛,自服精制银翘解毒片后好转。一个月前出现下肢浮肿,未予以重视,导致病情加剧。

刻诊:浮肿以下肢为甚,按之凹陷不起,脘腹胀闷,神疲乏力,纳减便溏,尿量减少,腰酸冷痛,肾功能正常。尿常规:蛋白(++)。舌质红,苔薄腻,脉细濡。

诊断:水肿(脾肾阳虚)。

　　　　慢性肾炎。

治法:健脾补肾,清热利湿。

处方:生黄芪30g,白术10g,陈皮10g,茯苓15g,细柴胡10g,鹿衔草30g,桑寄生30g,杜仲10g,蛇舌草30g,白茅根30g,甘草4g。七剂,水煎服。

二诊:药后下肢浮肿渐退,小便少,纳可,舌红苔腻,脉细濡。原方加石韦30g,芡实30g,僵蚕10g。7剂,水煎服。

三诊:药后尿蛋白消失,下肢肿退,纳食不香,二便可。原方去蛇舌草、僵蚕,加金银花30g,谷芽、麦芽各15g,鸡内金10g。治疗2个月,诸症消失,至今未发。

按语:此案病机乃脾失转输,肾失开阖,以致水湿泛滥而水肿;另脾气虚陷,肾虚不能固摄而精微下泄,致蛋白尿;脾肾阳虚,不能温化水液,泛溢肌肤,则为水肿、尿量减少;运化、吸收水谷精微功能失职则脘腹胀闷;不能腐熟水谷则见纳减便溏;腰膝失于温养则腰酸冷痛。方用生黄芪、白术、甘草以健脾益气,柴胡以清热疏肝,陈皮以理气健脾、燥湿化痰,茯苓利水渗湿,鹿衔草、桑寄生、杜仲以祛风除湿、补益肝肾,僵蚕以活血祛风,蛇舌草、白茅根凉血止血。

越婢加术合五苓散化裁案

杨某,男,16岁,1970年1月15日初诊。

主诉:头面,四肢及全身浮肿六天。

现病史:近日因恶风、畏寒、身重酸痛而发病,继而发现眼睑浮肿,渐及四肢及全身,伴有尿少,色红赤。去某医院检查,化验尿蛋白(+++),尿沉渣可见大量红细胞,经诊断为急性肾炎。因家属不愿住院而邀余诊治。

刻诊:浮肿如故,血压130/95mmHg,舌苔薄白,脉浮紧。

诊断:水肿(风水泛滥)。

急性肾小球肾炎。

治法:祛风散寒,宣肺利水。拟越婢加术合五苓散加减。

处方:麻黄9g,荆芥9g,白术10g,茯苓15g,猪苓12g,泽泻12g,冬瓜皮30g,车前子12g(布包),鲜茅根30g,小蓟15g,甘草6g,生姜3片,大枣4枚。五剂,水煎服。

二诊:药后小便增多,周身浮肿明显减轻,尿色转为淡黄。继服前方五剂。

三诊:浮肿基本消退,尿转淡白,化验尿蛋白(±),余无异常。血压110/90mmHg。唯觉胸闷少食,腹微满,身乏力。方易平胃散合五皮饮加减,继服药两周,诸恙已除。后经随访,已无所苦,恢复如常。

按语:急性肾小球肾炎,属于溶血性链球菌感染的一种变态性病变。本病多见于儿童或青年。今视本案,良由风邪所袭,肺气失宣,不能通调水道,下输膀胱,则发为头面渐及全身性浮肿。治遵《内经》"开鬼门""洁净府"之旨,以麻黄,去生石膏易荆芥,发汗散寒,合五苓散之类利尿消肿,配以小蓟、鲜茅根凉血散瘀,诸药协同则收全功。

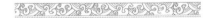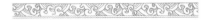

腰　痛

补肾自拟方案

杨某,男,24岁,1993年7月23日初诊。

主诉:腰痛伴血尿2个月余。

现病史:患者2个月前发现尿中有血,因工作忙碌未予重视,后肉眼血尿反复发作,病情加重。西医医院经肾穿刺诊断:局灶节段性肾小球硬化症伴IgA沉积。西医诊断为IgA肾病。

刻诊:腰部酸痛,尿中带血,未见全身浮肿,神疲乏力,失眠多梦,腰膝酸软,遗精,纳可,二便尚可。舌淡,苔薄白,脉细弱。血压130/80mmHg。尿常规检查:蛋白尿(++)。

诊断:腰痛(肾虚不固)。

　　　IgA肾病。

治法:补肾固摄,清热凉血。

处方:鹿衔草30g,桑寄生30g,芡实30g,蛇舌草30g,石韦30g,川牛膝10g,白茅根30g,小蓟30g,桔梗6g,陈皮10g,茯苓15g,柴胡10g,甘草6g。14剂,水煎服。

二诊:药后尿蛋白(+),血压120/80mmHg,腰部隐隐作痛,尿中仍带血丝。治以补肾固摄,清热凉血。原方去石韦、芡实,加牛蒡子10g。十四剂,水煎服。

病人治疗一年多,蛋白尿消失,无血尿。随访此病人在劳累和感冒时有复发,嘱注意劳逸结合,预防感冒。

按语:病机乃肾虚精亏,不能固摄。肾气亏虚,腰失所养则腰部酸痛、腰膝酸软;肾气不固,固摄失职则出现尿血、蛋白尿;虚火上扰,心神不宁则失眠多梦;肾气亏虚,失于封藏,精关不固则遗精;舌淡,苔薄白,脉细弱为肾气亏虚,失于充养。治以补肾固摄,清热凉血。方用鹿衔草、桑寄生补益肝肾,芡实补脾固肾,蛇舌草、石韦、牛膝清热解毒、利尿除湿,白茅根、小蓟凉血止血,清热利尿,桔梗、柴胡疏达气机,陈皮、茯苓、甘草健脾益气利湿。

湿热痹方案

孔某,女,37岁,1997年6月17日初诊。

主诉:腰痛半年余。

现病史:患者于常规体检中被确诊为慢性肾小球肾炎。西医建议激素治疗,患者担心副作用遂寻中医治疗,服六味地黄丸4个月,尿蛋白增加为(++),腰痛加剧。

刻诊:腰部重着疼痛,暑湿天气症状加重,肢体困重,神疲乏力,纳呆食少,小便短赤,有时夹带血块,舌红苔黄腻,脉濡数。尿蛋白(++)。

诊断:腰痛(湿热痹)。

慢性肾炎。

治法:清热利湿,凉血止痛。

处方:荆芥12g,防风12g,白芷6g,独活20g,牡丹皮30g,延胡索20g,乳香、没药各15g,生地榆10g,炒槐花10g,丹参10g,茜草10g,白茅根、芦根各20g,丝瓜络10g,桑枝10g。7剂,水煎服。

二诊:药后腰痛减轻,精神好转,气力有增,腹胀纳差。尿常规化验:蛋白(+)。舌红苔白,脉象濡滑。原方加焦三仙各20g,鸡内金20g,大腹皮15g,枳实15g,厚朴20g。7剂,水煎服。

三诊:腰痛续减,精力日增,每日步行2~3小时,不觉疲劳,纳可。嘱慎食为要,不可恣意进食。上方续服两周后,尿蛋白转阴,腰痛消失。后以上方为基础加减治疗半年,得以痊愈。随访:尿蛋白保持阴性,腰痛未再复发。

按语:此案乃失治误治,前医见腰痛便辨为肾虚,用六味地黄丸治疗4个月导致病情加重。案中病人腰痛实乃湿热阻滞经络,致络脉不通所致。湿热交结,热蒸于内,湿泛肌肤,气机不利则为肢体困重,小便短赤;湿热阻滞中焦,纳运失健,气机阻滞则纳呆食少;湿热灼伤络脉则出现蛋白尿、血尿;舌红苔黄腻,脉濡数均为湿热郁滞之象。方用荆芥、防风、白芷、独活疏风祛湿止痛,生地榆、炒槐花、丹参清热凉血活血,元胡、乳香、没药活血止痛,丹皮、茜草、白茅根凉血止血,芦根清热生津,丝瓜络、桑枝通经活络、解毒消肿。

淋 证

自拟清淋汤案

葛某,男,32岁,1997年2月14日初诊。

主诉:尿血半年。

现病史:患者于1996年1月诊断为急性肾炎,经住院治疗3个月后痊愈出院。半年前发现小便中混有血液,遂去医院检查:尿蛋白(++),尿潜血(+++),尿红细胞增多。经肾穿刺确诊为IgA肾病。经住院治疗未见好转,肉眼血尿反复发作。

刻诊:小便红赤灼热,或夹有血块,心烦梦多,面赤口渴,腰痛,舌红苔白,脉弦数。尿检验:尿蛋白(++),尿潜血(++),尿红细胞增多。

诊断:尿血(肝经湿热)。

IgA肾病。

治法:清热利湿,凉血止血。

处方:茵陈20g,柴胡12g,黄芩12g,川楝子6g,防风6g,生地榆10g,丹参10g,炒槐花10g,小蓟10g,牡丹皮20g,白茅根、芦根各20g,荆芥炭10g,茜草炭10g。7剂,水煎服。

二诊:尿蛋白转阴,尿色仍红,口渴,腰痛,尿潜血(+),治以活血通络,凉血育阴。原方去柴胡、黄芩,加赤芍10g,丝瓜络10g,桑枝10g,旱莲草10g,女贞子10g。十四剂,水煎服。

服后尿色正常,腰痛消失,尿化验未见异常。观察治疗3个月,未再反复,随访至今未再复发。

按语: 此病案病机乃肝经郁热,深入血分,迫血妄行。小便红赤灼热,或夹有血块,舌红苔白,脉弦数乃肝经郁热迫血妄行之象;血热内扰心神则心烦梦多;热在血分,血行加速,脉道扩张则面赤口渴。自拟清淋汤治疗,方中茵陈清热利湿,柴胡、黄芩、川楝子清泻肝胆郁热,防风疏调气机,生地榆、炒槐花、丹参活血止痛,茜草、茅根、小蓟凉血止血,芦根清热生津,荆芥炭、茜草炭收敛止血。

龙胆泻肝汤加味案

任某,男,68岁,2005年10月24日初诊。

主诉:尿急尿频8年、目痒畏光1月。

现病史:患者素体肥胖,长期嗜烟,近8年来尿频尿急,排尿不净,夜间尤甚,夜尿5~8次/晚,影响睡眠,颇以为苦,曾检查示"前列腺增生",多方服药未见收效,近1月来又加双目作痒,畏光。

刻诊:尿频尿急,排尿不畅,双目迎风流泪,戴眼镜自护,且偶有复视,自觉畏寒,无发热,小便色黄,舌红,舌苍花苔黄腻,脉弦大有力。

诊断:淋证(风火上扰,下焦湿浊)。

治法:清肝热,利湿浊。龙胆泻肝汤加味。

处方:龙胆草12g,生栀子12g,黄芩12g,柴胡12g,泽泻15g,通草6g,生地黄25g,白蒺藜12g,牡丹皮15g,菊花12g,当归15g,密蒙花15g,车前子10g(包煎),车钱草15g,木贼草10g,萹蓄30g,瞿麦30g,王不留行15g。六剂,水煎温服,日1剂。

并予中成药癃清片(处方组成:泽泻,车前子,败酱草,金银花,牡丹皮,白花蛇舌草,赤芍,仙鹤草,黄连,黄柏等)4片/次,3次/日,服用1周。6剂用毕,患者复诊,尿频尿急均减轻,已不觉畏光,畏寒已不显,仍觉双目视物易倦,舌红,苔黄黑燥,脉弦小数。守上方加减出入,先后服用1月余,患者尿急已不明显,小便仍稍频,夜尿3~4次/晚,目痒畏光、复视诸症均消,眼镜已除,惟觉双目易倦,久视有上睑沉重下垂、无力抬举感,大便偏溏,小便清,舌红,舌面润,中部少许老黄苔。转以健脾升清,养肝明目为法,以补中益气汤加养阴明目药(枸杞子、石斛、沙苑子、北沙参等)调理半月,以善其后。

按语:当今临床论治老年尿频(多见于前列腺增生)多有从温肾固摄立法,常用金匮肾气丸、缩泉丸诸方化裁。而临证所见,此类患者又多为虚实夹杂之证,病属下焦,常多湿热留扰,尤其多见于素体肥壮,嗜烟酒厚腻饮食者,审证以小便急迫色黄、便后滴沥不尽、阴部潮湿多汗、舌苔厚腻或黄或黑而偏燥、脉滑有力为着眼点。审证确谛夹有湿浊,当先以清化湿浊为法,阴教授临证常用八正散、龙胆泻肝汤等味,或配以利湿通淋之中成药,待小便转清、尿急转缓、舌苔化薄,再投以清补之方如补中益气汤、金匮肾气丸等善后,常收良效。

三物汤加味案

陈某,女,30岁,工人,1996年2月18日初诊。

主诉:间断性尿频,尿痛,灼热感1年,加重1周。

现病史:间断性右胁及腰痛,尿频灼热,遇劳加重,月经提前,量少,色暗,口唇干燥,神疲乏力。

检查:尿常规化验有脓细胞、白细胞及红细胞。

刻诊:尿频,灼热疼痛感,夜寐多梦,少食腹胀,舌苔白腻,脉沉细弱。

诊断:劳淋(肝肾阴虚,脾虚失运)

治法:滋肾清热,补脾养肝法,拟三物汤加味。

处方:当归15g,炒白芍12g,生地黄15g,党参9g,炒山药12g,生牡蛎15g,青皮、陈皮各10g,制香附15g,枸杞子10g,通草12g,炒谷芽15g。

二诊:服药3剂,腰痛已减,尿频尿痛消失,胃纳也增,仍有胁痛腹胀,再调脾肾。按上方去牡蛎、枸杞子、通草、谷芽,加茯苓12g,泽泻12g,沙苑蒺藜12g,炒麦芽15g。水煎服。

三诊:服药4剂,诸症大减,眠食均佳,稍有腹胀。尿常规化验,脓细胞(+),红白细胞少许,前法有效。按二诊方法去沙苑、蒺藜、香附,加生黄芪

10g,续断15g。水煎服。

四诊：服药9剂，腰痛、胁痛、腹胀、尿频均愈，眠食均佳，化验尿常规完全正常，再拟固肾健脾，以期复元。方药：生龙骨15g，桑螵蛸12g，党参10g，生白术9g，黄芪6g，当归12g，续断15g，制香附15g，生甘草6g。水煎服。随访5个月，未复发。

按语： 劳淋多属肾虚不固，脾虚气陷，清阳不升所致。遇劳即发，缠绵难愈。治宜调补脾肾，益气升阳。如见阴虚内热，则宜养阴清热。治淋常常佐以和肝，肝脉经少腹循前阴，恰是淋疾的病位。小便频急除与肾失封藏有关之外，也与肝疏太过有关。故治淋，实热者，清利之，虚寒者，温补之，缓肝、和肝亦不可少。本案病人属劳淋，久治未愈，脉症合参，知其脾肾俱虚，肝失柔弱，方用三物加味，理脾益肾，和肝缓急，药仅数剂，久病获效。

面　痛

麻黄汤加法半夏案

冯某，女，65岁，宁河县农民，1996年10月7日初诊。

主诉：面部疼痛4年余。

现病史：4年前感寒，左面部疼痛，阵发作性剧痛，似刀割、火烧一般，坐卧不宁，生活无法自理。多家医院诊断为"三叉神经痛"。经针灸、中西药物治疗，未明显好转。

刻诊：近日来疼痛加剧，痛甚时面肿发亮，眼闭难睁，夜不能眠，微恶寒，无汗。舌质淡红，黄白苔，舌根处稍厚腻。

诊断：痛证（太阳伤寒表实证）。

　　　　三叉神经痛。

治法：解表开闭，散寒除湿。

处方：麻黄12g，桂枝10g，炙甘草30g，杏仁20g，法半夏15g。5剂，水煎服。

二诊：服药 5 剂。疼痛明显减轻，余症随之好转。原方再服 14 剂。

三诊：剧痛消失，夜能安睡，精神清爽，疼痛消失。头部微觉恶风，头左侧尚有轻微阵痛。舌质正常，苔黄腻退。宜祛风解肌，桂枝汤和之，以善其后。

处方：桂枝 10g，白芍 12g，炙甘草 10g，生姜 15g，大枣 20g。

四诊：服 2 剂。病愈，遂停药。嘱其免受风寒，观察约一月，情况良好，后向其亲属追访，知病未复发。

按语：头居人之首，位高而属阳，手足三阳经以及脏腑清阳之气，皆会于此。凡风寒暑湿等外邪，气血痰郁之内伤，均可以引起头痛。本案患者头一侧痛甚，微恶寒无汗，系邪犯太阳经脉；舌质淡红而润，苔淡黄夹白不燥，即为风寒夹湿，入侵肌腠，郁闭不解之象。按六经辨证，系太阳伤寒表实证，邪无达泄之路而上扰，以致多年头痛不愈。宜解表开闭，散寒除湿，急投开表、逐邪、发汗之峻剂麻黄汤，直达病所。处方以麻黄汤加法半夏，用意有四："除湿化痰涎，大和脾胃气，痰厥及头疼，非此莫能治。"继而以桂枝汤和之。

头　痛

吴茱萸汤化裁案

章某，女，32 岁，1997 年 4 月 25 日初诊。

主诉：头痛眩晕一年余，加重 3 个月。

现病史：患者一年前每因过劳、受寒或情绪波动时经常头痛，眩晕，感觉周身环境转动，干呕，甚则晕倒。经西医检查诊断为：梅尼埃病。

刻诊：巅顶剧痛难忍，头目眩晕，天旋地转，呕吐痰涎，四肢无力，手足发凉，面色萎白无华。舌淡润，苔少，脉微细。

诊断：头痛（厥阴头痛证）。

治法：温中补虚，降逆止呕。拟吴茱萸汤。

处方：吴茱萸 10g，党参 20g，生姜 5 片 g，红枣 5 枚 g。4 剂，水煎服。

二诊：上方服四剂，呕吐止。头痛明显缓解，眩晕仍有，以温补脾肾为法，方用理中汤加味。

处方：党参 20g，炒白术 15g，炙甘草 15g，干姜 30g，

制附片 30g（先煎），茯苓 15g，肉桂 6g。14 剂，研末冲服。

后追访，痊愈以后再未犯。

按语：本案属厥阴寒证，其标在阳明胃寒，其病在厥阴肝寒，其根在少阴肾寒，故投以培土、暖肝、温肾之剂，标本兼顾而晕痛皆止。足厥阴经受邪，循经气而上逆巅顶，故而巅顶疼痛；厥阴受寒，肝木横逆，寒邪挟浊阴之气上逆而犯胃土，以致中气虚弱，脾气不升，胃气不降，则见四肢无力、手足发凉、面色萎白无华；邪入厥阴，从阴化者居多，常见呕吐痰涎。《伤寒论》使用吴茱萸汤主治病证大致有三：一属阳明之胃家虚寒；二属少阴吐利；三属厥阴寒证。然其共同之症皆为呕吐。故本案以吴茱萸汤温中补虚，降逆止呕，而获桴鼓之效。

眩　晕

加味半夏白术天麻汤案

宋某，女，54 岁，2006 年 10 月 12 日初诊。

主诉：眩晕头重七八日。

现病史：患者平素体丰，有眩晕呕恶史。近日因操持过重，情怀不畅则眩晕始作。刻诊眩晕伴见头重如裹，烦躁易怒，胸痞少食，舌红苔白腻，脉弦滑。血压 160/100mmHg。

诊断：眩晕（痰湿中阻，肝风内旋）。

高血压病。

治法：化湿祛痰，平肝息风，宜加味半夏白术天麻汤主之。

处方：天麻 10g，钩藤 30g，清半夏 10g，茯苓 15g，白术 10g，陈皮 10g，

草决明25g,石决明25g,蔓荆子12g,菊花12g,莱菔子12g,甘草6g。七剂,水煎服。

二诊:服药七剂,眩晕及头重如裹,衰其大半,血压降至130/90mmHg,拟原方加葛根,继服七剂。

三诊:眩晕头沉不著,诸恙已趋平定,能操持家务,血压如前,嘱平日饮食宜清淡,避免忧思恚怒,常服杞菊地黄丸及二陈丸之类。

按语:痰湿体丰之质,肝阳易亢之体,适逢情怀不畅,心神过劳,则虚风内旋,痰湿阻滞,而头眩、头重卒发。拟化湿与平肝并举则令痰湿化,肝风熄,其眩晕安能不平。嘱其节饮食,避郁怒,以防旧疾复发。

四君子汤化裁方案

李某,男,36岁,干部,1993年7月8日初诊。

主诉:眩晕2年余,加重1个月。

现病史:3年前因胃癌行胃切除术。术后及化疗后经常感觉头晕昏沉,倦怠乏力,至今年6月初头昏加重,胁肋刺痛感,腹股沟疝气。

刻诊:面容消瘦,面色㿠白,纳差,腰酸,便溏,2~3次/日,尿频。舌淡苔黄润,脉沉细缓。

诊断:眩晕(脾肾阳虚,中气下陷证)。

治法:健脾固肾,补中益气。

处方:补骨脂15g,枸杞子15g,炒杜仲12g,核桃仁10g,党参10g,茯苓10g,白术12g,陈皮9g,当归20g,白芍12g,生甘草6g。14剂,水煎服。

二诊:服药14剂,诸症缓解,但仍感腰酸、小便频。舌苔薄白,脉沉缓。处方:补骨脂20g,核桃仁15g,陈皮15g,党参30g,生黄芪15g,白术15g,茯苓12g,炒山药15g,生地黄15g,熟地黄15g,山萸肉10g,菟丝子12g,枸杞子12g。14剂,水煎服。

服药28剂后,诸症皆除,后制蜜丸调理。

按语:本案患者病发于胃切除术后,气虚血少精亏,中气下陷,而出现头晕,乏力等症状。脾胃为后天之本,脾胃虚衰,化源不足,亦波及肝肾。

故以四君子汤化裁健脾益气,加补骨脂、枸杞子、炒杜仲、核桃仁以补肾益精、肝肾同治。二诊以原方合六味地黄丸加减。

龙胆泻肝汤加味案

席某,女,38 岁,工人,1998 年 3 月 28 日初诊。

主诉:头晕 7 日,加重 1 天。

现病史:7 天前突发头晕,咽部异物感,发热恶寒。自服速效感冒胶囊,恶寒发热消退,头晕稍减。昨日开始右耳偶有刺痛,可自行消失,伴胸闷,心烦,口干苦,小便黄,大便干,3~4 天 1 行。月经尚可,带黄有味。

刻诊:头晕加重,右侧头痛,烦躁。舌红,苔黄,脉弦数。查血压正常范围。

诊断:眩晕(肝火上炎证)。

治法:清肝泻火,兼通腑实。以龙胆泻肝汤加味。

处方:龙胆草 15g,生地黄 20g,柴胡 12g,当归 15g,黄芩 15g,焦栀子 15g,通草 10g,车前子 15g(包),地龙 15g,熟大黄 15g,沙参 20g,玄参 20g。3 剂,水煎服。

二诊:3 剂药后,头晕、疼痛均减,大便通畅,2~3 次一日。上方去熟大黄、通草,加白芍 20g,香附 15g,菊花 10g,川芎 12g,牡丹皮 10g,继服 7 剂,诸症悉除。

按语:本案患者系感受外邪而引发肝经郁火,上扰清窍发为眩晕。肝郁气滞,气机不舒,故见胸闷心烦。气郁化火则口苦口干,舌红。火伤津液,故大便干燥。腑气不通则浊气上攻,使眩晕头痛加重。方用龙胆草、栀子、黄芩清泻肝火,柴胡疏肝,当归、生地黄养血滋阴,地龙、通草通行经脉,熟大黄清泻腑实,加玄参、沙参以增液而润便,二诊加白芍、香附、菊花、川芎、牡丹皮以柔肝清肝,理气活血。

柴芩温胆汤加味案

李某,女,40 岁,北京人,2004 年 6 月 26 初诊。

主诉:头晕一月余。

现病史:患者一月前突发头晕,伴恶心呕吐,行走需由人搀扶,甚则扑倒。曾到某大型医院检查,各项指标正常,医生嘱静养。

刻诊:现患者身体壮实,头晕恶心,呕吐痰涎,不思饮食,口苦,多梦,大便尚可。舌暗,苔白腻,左脉弦细,右脉沉弦。

诊断:眩晕(肝胆郁热,上扰清阳)。

梅尼埃病。

治法:疏泄肝胆郁热。拟柴芩温胆汤加味。

处方:柴胡8g,黄芩12g,青皮6g,陈皮6g,川贝母12g,龙胆草6g,清半夏15g,天麻6g,茯苓12g,炒栀子12g,菊花10g,枳壳10g,竹茹8g,炙甘草6g,生姜3片。6剂,水煎服,每日1剂。

二诊(7月3日):头晕渐轻,口苦,多梦,大便不爽。舌暗红,苔黄腻,脉沉弦细。上方加减再进。

处方:柴胡8g,黄芩12g,青皮6g,清半夏15g,茯苓12g,枳实10g,竹茹10g,炙甘草6g,炒栀子12g,天麻12g,川贝母12g,炒杜仲12g,菊花10g,远志12g,白术10g,葛根12g,僵蚕12g。6剂,水煎服,每日1剂。

三诊(7月10日):头晕明显好转,口微苦,多汗,余症同前。上方加入生薏苡仁12g,白蔻仁10g。7剂,水煎服,每日1剂。药后病愈。

按语:《素问·至真要大论》云:"诸风掉眩,皆属于肝。"风类不一,故曰诸风;掉,摇也,即肢体、头部振摇之状;眩,目前黑也,指头晕、目眩的症状。肝主筋,开窍于目,其脉上巅顶,病则筋脉失养而振摇不止,或头晕目眩。《素问·阴阳应象大论》说:"神在天为风,在地为木,在体为筋,在脏为肝。"故风气异常最易引发肝的病变,伤及所合之筋,所主之窍。《素问·阴阳应象大论》又说:"风胜则动。"肢体、头部摇动是外观振摇,头晕、目眩为自觉摇动,二者皆属"风"象。故肝木之变常见头晕目眩之症。掉与眩二症虽多与肝脏有联系,但有虚实之分,其实证者本属肝旺。就脏腑相关而言,泻其腑即可治其脏之实,所谓"从阳引阴",故泻胆热为治法之一,故本证以柴芩温胆汤清化肝胆痰热而获效。

杞菊地黄汤加味案

杨某,女,50岁,2006年11月18日初诊。

主诉:头晕五年余,近2个月加重。

现病史:自述头晕已五年。血压常在160/100mmHg左右,血脂正常。曾服西药及中成药,无明显疗效。近2个月头晕傍晚加剧,天转地旋,伴耳鸣、双目胀痛。

刻诊:头晕,内有灼热感,耳鸣、双目胀痛,视力下降,腰背酸痛,手心灼热。月经周期正常,血量少。舌红,苔薄白,脉细无力。

诊断:眩晕(肝肾阴虚证)。

　　　高血压。

治法:滋补肝肾,明目醒脑。杞菊地黄汤加减。

处方:野菊花15g,枸杞子20g,熟地30g,山茱萸20g,山药15g,女贞子20g,川芎12g,当归15g,天麻10g,钩藤15g(后下),生龙骨30g,生牡蛎30g。7剂,水煎服。

二诊:服药后,各症均明显减轻,血压120/85mmHg。守方继服14剂。

三诊:血压在140/90mmHg,症状消失,服杞菊地黄丸半月调理巩固,未有复发。

按语:本案系肝肾不足之眩晕。患者头晕,双耳时耳鸣,腰背酸痛是为肾虚症状;双目胀痛,视力下降,月经量少是为肝之阴血不足;双手心晚上灼热,脉细,乃阴虚内热所致。故诊为肝肾阴虚。肝属木,肾属水,肝木为肾水之子,肾水为肝木之母,母实则令子壮、子强母健。故根据"肝肾同源"理论,以杞菊地黄丸资肾之阴,亦能补肝之阴,以奏肝肾同补之效。

不　寐

半夏秫米汤加味案

王某,女,38 岁,1981 年 7 月 22 日初诊。

主诉:失眠加重两月余。

现病史:素有失眠史,时发心悸,多梦,神疲肢软。曾服西药镇静,虽能取效一时,但于次日头目昏眩,周身不适。近一阶段,因情怀不畅,而致脘胀太息,胃中嘈杂,泛恶纳呆,胸痞咳痰,每至夜间辗转反侧,难以成寐,其苦莫可名状。望舌淡苔滑腻,脉沉滑少力。

诊断:不寐(胃气不和证)。

　　　　神经衰弱。

治法:舒肝和胃,安神定志。

处方:清半夏 40g,制南星 40g,秫米 30g,茯苓 15g,白术 9g,陈皮 9g,焦谷芽 12g,焦稻芽 12g,炒莱菔子 15g,太子参 10g,柴胡 10g,白芍 15g,甘草 10g,琥珀 1g(冲),大枣 4 枚。五剂,水煎服。

二诊:服上药五剂,未见嘈杂,泛恶有减,食纳有增,夜寐达三小时。原方加龙齿 30g,合欢花 10g,煎法如前,继服五剂。

三诊:腹胀及泛恶等症明显减轻,精神转佳,夜寐增进四小时,舌苔滑腻之象有减。原方清半夏、制南星改 20g,继服五剂。

四诊:不寐之症明显好转,似胃中已和,故夜寐能达五六小时,次日精神似如常人,患者欣告病已向愈。嘱其调节饮食,避免情志所伤,继服调补心脾,和胃安神之方服三十余剂,病情稳定,久未复发。

按语:中虚之质,肝木乘之,太阳健运无权,阳明升降失司,气郁不达,湿遏痰阻,胃中不和则诸恙迭起。《素问·逆调论》云:"胃不和则卧不安,此之谓也。"辨证求因,宜半夏秫米汤加味,斡旋中州,调和阴阳,佐以理气舒肝法,以奏和胃安神之功。

痛　经

少腹逐瘀汤加减案

徐某,女,35岁,2002年4月28日初诊。

主诉:痛经3年余。

现病史:患者3年前因外伤导致流产,后出现经时小腹疼痛,剧痛难忍,量可,色黑,有大量血块,血块排出后疼痛缓解。经行时乳房胀痛,恶心呕吐,头晕心慌。西医院B超检查,诊断为"子宫内膜异位症",予西药治疗,效不佳。

刻诊:面白少华,两颊有色素沉着。食欲不振,腰膝酸软,舌质紫黯,苔薄,脉涩。

诊断:痛经(虚实错杂证)。

　　　　子宫内膜异位症。

治法:行气温经,活血止痛。予少腹逐瘀汤加减。

处方:当归12g,香附15g,川乌10g,小茴香10g,肉桂6g,干姜10g,延胡索20g,乳香10g,没药10g,乌药15g,蒲黄10g,五灵脂10g,赤芍20g。7剂,水煎服。

二诊:服药5剂后,经至,继续服药。此次经行腹痛较以往缓解,月经量增多,颜色暗红,血块较前减少,纳呆,体力差,睡眠欠佳,舌淡略暗,脉涩。

处方:党参30g,白术10g,黄芪30g,当归15g,茯苓12g,远志10g,炒枣仁20g,龙眼肉10g,桃仁10g,红花10g,香附12g,甘草6g。7剂,水煎服。

三诊:服14剂,体力较以前强,纳香,面色红润,又改用刻诊方,直至经行,此次经行腹痛大减。后继服二诊方,如此交替服药4个月,腹痛已除,月经正常,诸症皆除,乃告痊愈。

按语：本案患者属虚实错杂，本虚标实之证。既有气滞寒凝血瘀的实证，如经行大量血块、面部色素沉着、舌紫暗、脉涩等，又有脾肾亏虚，气血不足的表现，如面色无华、腰膝酸软等。急则治其标，刻诊方用少腹逐瘀汤加减，以蒲黄、五灵脂、赤芍、香附、没药、延胡索、当归、乌药活血行气、祛瘀止痛，佐以小茴香、川乌散寒理气，肉桂、干姜温经散寒，共奏散寒、暖宫、祛瘀之效。缓则治其本，经行过后用气血双补之归脾汤以资后天之本，气血生化之源，调补气血，以图固本。

崩　漏

归脾汤加减案

肖某，女，45岁，2000年5月16日初诊。

主诉：月经淋漓不断两年余。

现病史：子宫不规则出血两年余，经血非时而下，量时多时少，时出时止，血色时暗红有血块时正常，淋漓不断。白带量多，色白质清稀。患者平素有痛经史，得温得按则缓。曾于8年前患子宫内膜增生，行刮宫术。

刻诊：经血非时而下，淋漓不断，经量时多时少，血色暗有血块。肢倦乏力，神疲气短，纳差，失眠多梦，面色苍白。舌暗，苔白有齿痕，脉弱。

诊断：崩漏（气滞血瘀，脾不统血证）。

　　　无排卵性功能性子宫出血。

治法：活血祛瘀，益气健脾。拟归脾汤加减。

处方：当归15g，茯苓10g，党参15g，白术15g，远志10g，龙眼肉15g，酸枣仁15g，炙甘草10g，白芍15g，熟地黄15g，川芎15g，炒艾叶15g，仙鹤草20g，地榆炭15g，茜草炭15g，大枣5枚，阿胶15g（烊化）。三剂，水煎服。

　　二诊：血量明显减少，血色正常，睡眠好转。原方减枣仁和远志，加黄芪15g。七剂，水煎服。

按语：冲任、子宫瘀血阻滞，新血不安，加之脾虚不能统摄，故经血非时或淋漓不断；离经之瘀时聚时散，故出血量时多时少，反复难止；有暗红色血块、舌暗，是气滞血瘀的表现；白带量多质稀、肢倦乏力、神疲气短、纳差等乃脾虚气弱的表现。治以活血调经、益气健脾入手，方用归脾汤加减。白芍、熟地黄以敛阴养血，川芎以活血调经，仙鹤草、地榆炭、茜草炭收敛止血，炒艾叶以温经止血，阿胶以补血止血，大枣以补中益气养血。

不　孕

逍遥散化裁案

周某，女，34 岁，1999 年 11 月 20 日初诊。

主诉：5 年未孕。

现病史：结婚 7 年，5 年前孕后流产，后至今始终未孕（未采取避孕措施）。患者平素精神抑郁，胸闷，善太息，胁肋常感窜胀不适，腰膝酸痛，白带量多，月经后期，40~45 日一行，经前乳房胀痛。

刻诊：面色无华，神疲乏力，舌质暗红，有瘀斑，苔薄黄。

诊断：不孕（肝郁脾虚证）。

治法：疏肝解郁，活血化瘀。逍遥散加减。

处方：柴胡 12g，当归 20g，赤芍 20g，三棱 10g，莪术 10g，鸡内金 12g，炒麦芽 15g，紫河车 15g，薄荷 10g，枳实 10g，茯苓 15g，甘草 6g。14 剂，水煎服。

二诊：服上方半月，诸症皆减，继服半月，月经周期缩短。连续服用上方治疗半年，停药后怀孕，并顺产一男婴，产后月经正常。

按语：本病多与肾气不足、冲任气血失调有关。临床有虚实之分，虚者多为肾虚或气血两虚，实者则见肝郁、痰湿和气滞血瘀。本例患者因流产后伤及元气，日久不孕。加之平素情绪抑郁、精神不佳、肝气郁滞，亦影响气血运行，肝病及脾而见脾虚，后天之本不足，气血化源不足，故无法孕育。

以逍遥散加减,疏肝健脾,使肝气得舒、气血充盛、运行通畅。脏腑功能正常,供给肾中后天之精得以充盈,故能有子。

<h2>乳 癖</h2>

十全大补汤化裁案

谢某,女,40岁,教师,2006年4月16日初诊。

主诉:左乳房肿块半年余。

现病史:半年前因与人发生争吵,郁怒不解,洗澡时发觉左乳房有一樱桃大小的肿块,后几个月未有增大的趋势。

刻诊:左乳肿块质地硬而光滑,推之可动,触之有疼痛感,纳差,苔白腻,脉象沉涩。

诊断:乳癖(肝郁血滞,脾阳不振)。

　　　　乳腺增生。

治法:活血化瘀,疏肝健脾。

处方:党参15g,白术10g,茯苓10g,当归9g,熟地黄20g,黄芪12g,肉桂6g,川芎15g,赤芍10g,皂角刺9g,香附10g,甘草9g。

二诊:服用14剂后,肿块减小,触之痛不明显。守方继服。40剂后,肿块消失,后以逍遥丸善后。

按语:患者病由郁怒而发,七情致病损及肝脾。肝主疏泄,脾统血,司运达。今肝失疏泄而肝气郁滞而致血凝,脾失运化而聚湿为痰。拟用十全大补汤滋肝补脾,肝血旺则疏泄有常,脾气足则升降有度。方中以香附,行气血于肝脾之间,既能令肝疏泄有常,又能令脾升降有度,从而达到调畅气机,气畅则血行,而积自消。

海藻玉壶汤化裁案

邢某,女,28岁,公务员,2001年4月15日初诊。

主诉：两乳胀痛，触有结块三月余。

现病史：两乳房胀痛，善太息，经行诸症加重，经血不畅，量少，色暗，有血块。

刻诊：乳房内有结块，如核桃大，推之可移，按之疼痛，皮色正常，神疲乏力，腰酸腿困，舌苔薄白，脉弦细。

诊断：乳癖（肝气郁结，气滞痰凝）。

治法：疏肝解郁，软坚消痰，活血散结。

处方：海藻15g，昆布15g，香附15g，青皮10g，蒲公英15g，紫花地丁15g，当归12g，没药15g，川芎12g，金银花18g，续断12g，生牡蛎15g，全栝蒌30g。

二诊：服上方14剂，乳房硬块变软，腰痛减轻，继上方服14剂。

三诊：乳房硬块触之已不明显。守方再服28剂，肿块全消。

随访半年，未再发作。

按语：本案患者因情志抑郁，肝脾两伤，气郁痰凝而成。忧郁伤肝，思虑伤脾，积想在心，所愿不得志者，致经络痞涩，聚结成核。郁结日久而化热，势必酿成热毒，故解郁之外还须清热解毒。方中以昆布、海藻消痰结、散瘿瘤，当归、川芎、没药以和血通络、散结止痛，金银花、蒲公英、地丁消肿败毒，栝蒌清热化痰、宽胸散结，香附、青皮疏肝解郁，生牡蛎咸能软坚，川芎、续断强骨、主腰膝痛。诸药配伍，和奏软坚散结、活血消痰之功效。

多　汗

四逆散合一贯煎化裁案

韩某，男，61岁，2008年10月14日初诊。

主诉：出汗多2年余。

现病史：患者于每晚卧床时感觉背部发热、出汗，脱衣后才慢慢缓解，然后再作，严重影响睡眠，持续2年，经中西医治疗效果不佳。患者有脑血管病史、冠心病史。

刻诊：患者每晚卧床时发热、汗出，裸露缓解，反复发作，严重影响睡眠。平素患者活动后气喘，情绪不佳，上诉症状随情绪波动而加重。舌红，中有裂纹，苔薄白，脉弦细。

诊断：多汗（肝阴不足证）。

　　　内分泌失调。

治法：滋补肝阴。以四逆散合一贯煎加减。

处方：柴胡12g，枳壳10g，生地黄20g，生白芍12g，当归12g，川芎15g，枸杞子12g，沙参12g，麦冬12g，炒枣仁30g，栀子10g，茯神12g，煅龙骨20g，煅牡蛎20g，浮小麦30g，炙甘草10g。7剂，水煎服。

二诊：药后症状有所减轻，背部发热程度减轻，仍有轻度汗出，加淡豆豉15g，薤白12g，5剂，水煎服。

三诊：症状明显减轻，舌淡红，裂纹明显减少，脉弦偏细。后制蜜丸连服2月，告愈。

按语：本案患者年逾六旬，肝阴不足，肝阳偏亢。背面发热，是阳升于后，不能降于前之象，加之肝失疏泄，则汗出过多。阳不能入于阴则不眠，情志不调时更易致木气疏泄不畅故症状加重，舌质红为热，舌裂纹是津伤，阴虚气滞故脉弦细。治疗上要注重滋养肝阴，调升降之气。四逆散为疏泄肝气之方，一贯煎系滋补肝阴之剂，二方合用，相辅相成，相得益彰。方中生地黄、生白芍、当归、川芎润补肝气调升降；柴胡、枳壳调气之升降；枸杞子补肝血；沙参、麦冬降肺金以生肾水而补肝；枣仁助胆经降而入眠；栀子清热；茯苓去脾湿以通胆经；炙甘草补中以助升降。

牡蛎散化裁案

魏某，女，72岁，1998年1月10日初诊。

主诉：汗多，伴腰酸乏力一周余。

现病史：患者自述一个月前因感冒而发热咳嗽，经西医院诊断为肺炎，静脉运用抗生素治疗后，炎症消退。近一周出现晨起汗出，活动后尤甚，伴神疲、乏力、耳鸣、腰酸、偶有心悸等症。

刻诊：汗出，动则汗多，精神疲倦，乏力，耳鸣心悸，腰膝酸软，口渴多饮，小便少，大便可。舌质红绛，无苔，脉虚数。

诊断：自汗（气阴两虚证）。

治法：益气固表，滋阴敛汗。牡蛎散加减。

处方：太子参15g，生黄芪30g，煅牡蛎30g，浮小麦30g，五味子10g，鳖甲15g（先煎），柏子仁10g，沙参20g，麦冬9g，桂枝10g，炙甘草4g。7剂，水煎服。

二诊：服药后，汗出好转，精神转佳，腰酸缓解，小便正常。舌苔薄，脉细。上方加女贞子10g，旱莲草15g。随访2个月，症状消失。

按语： 本案患者系病后虚损，耗气伤阴，营卫二气失和而致自汗。病后气血精液受伤，气虚固摄无权，玄府失固，故自汗出不止。《素问·经脉别论》所说："饮食饱甚，汗出于胃。惊而夺精，汗出于心。持重远行，汗出于肾。疾走恐惧，汗出于肝。摇体劳苦，汗出于脾。"治疗上以益气固表、滋阴敛汗为原则，方中太子参、生黄芪益气固表，煅牡蛎、浮小麦、五味子敛阴止汗，加入鳖甲、沙参、麦冬以滋阴益阴。汗为心之液，汗出过多，易致心血（阴）亏虚，以柏子仁补心养心，佐桂枝以护卫固表，调和营卫。

脱　发

六味地黄丸加减

陈某，男，39岁，外企高管，2002年10月11日初诊。

主诉：头发脱落半年余。

现病史：半年前头发渐渐脱落，从头顶开始逐步累积到后头部。伴头皮热，奇痒难忍。

刻诊：头部少许细发，头痛，健忘，夜寐多梦，饮食二便均正常。舌质红,舌苔薄白,脉沉细。

诊断:脱发(风热内扰,肝肾阴虚证)。

治法:祛风清热,滋补肝肾。以六味地黄丸加减。

处方:牛膝 15g,栀子 10g,生地黄 20g,熟地黄 15g,山药 15g,牡丹皮 20g,山茱萸 12g,茯苓 10g,泽泻 12g,制何首乌 20g,白蒺藜 12g,白芷 6g。水煎服,日一剂。

嘱患者经常洗头,保持干净,忌一切辛辣食物。

患者服用上方连服 4 月。服药两个月后,即开始长新发,至第四个月时全部长齐。

按语:本案患者年近不惑,工作繁忙,肾虚不得调养,肾藏精,精血同源。发为血之余,头发的荣润又与血有关。肾之合骨也,其荣发也。头发的生长与脱落,润泽与枯槁,均与肾的精气盛衰有关。故头发的脱落与精血的不足有密切关系。头皮热感,瘙痒,系阴(血)虚生内热所致。故以甘寒滋阴之品,佐以祛风清热之品治之。

白 疕

自拟土茯苓汤案

张某,女,35 岁,2000 年 10 月 5 日初诊。

主诉:皮疹、脱白屑三个月余。

现病史:三个月前无明显诱因身起皮疹,脱白屑,逐渐加重。西医曾予以激素类外用药膏治疗,效不佳。

刻诊:躯干和四肢散在红色粟粒状丘疹,表面覆盖银白色鳞屑,瘙痒难忍。咽痛,纳可,二便调。舌质红,苔白,脉数。

诊断:白疕(血热内盛型)。

银屑病。

治法:清热解毒,凉血活血。

处方：金银花 15g，板蓝根 30g，大青叶 20g，山豆根 10g，玄参 15g，紫草 15g，茜草 15g，土茯苓 30g，白鲜皮 30g，牡丹皮 20g，生地黄 15g，赤芍 15g，生薏苡仁 30g，天花粉 15g。

按语：本案患者全身皮疹，瘙痒难忍，咽痛，舌质红，脉数均为血热内盛酿毒之象。拟清热解毒，凉血活血之法治疗。方中金银花、板蓝根、大青叶、山豆根清热解毒，紫草、茜草、生地黄、赤芍、牡丹皮凉血活血，玄参、天花粉解毒利咽，土茯苓、生薏苡仁除湿解毒。

湿　疹

自拟益肾祛风方案

睿某，男，12 岁，学生，2004 年 2 月 18 日初诊。

主诉：皮疹反复发作四年，加重一个月。

现病史：患者既往"支气管哮喘""湿疹"等病史，每年冬初发作，曾用中西药物治疗，虽能缓解症状，但病情反复，难以根治。

刻诊：近来全身发疹，瘙痒剧烈，大便干结。查体：颈部、躯干、四肢处红斑、丘疹，伴抓痕、结痂、脱屑，肘内、腋窝、小腿伸侧皮肤粗糙肥厚、色素沉着。舌质红，苔薄，脉细。

诊断：湿疹（肾虚风燥证）。

　　湿疹。

治法：补肾益气，健脾润肺，养血祛风。

处方：生黄芪 9g，沙参 12g，山药 15g，白术 12g，五味子 10g，荆芥 10g，防风 6g，桑叶 6g，菊花 6g，金银花 9g，黄芩 6g，土茯苓 12g，白鲜皮 15g，地肤子 12g，桂枝 6g，焦三仙（焦麦芽、焦山楂、焦神曲）各 12g，生甘草 3g。7 剂，水煎服。

二诊：皮疹好转，瘙痒减轻。查体：皮肤干燥、粗糙，伴少量脱屑。苔薄，舌红，脉细。前方加淫羊藿 9g。

三诊：皮疹无新发，继续好转，胃纳、二便正常。查体：皮肤粗糙，部分浸润斑块渐软，色素沉着减退。苔薄，舌红，脉细。前方续用，巩固治疗3个月，告愈。

按语：本案患儿先天禀赋不足，肾精亏虚，肾不纳气，以致"哮喘"频作。又因后天禀赋不足，土虚则金不得生，故脾肺之气不足。脾胃虚弱易生湿浊，湿浊内盛则湿疹反复发作。肺气不足，肺卫不固则机体易受外邪侵袭，哮喘迁延难愈。治疗宜先后天同治，补肾纳气、健脾和胃、益气润肺，调理上中下三焦。方中生黄芪，甘、微温，健脾益气、利水祛湿，白术，苦、甘温，补气健脾、燥湿利水，共为君；山药，甘平，益气养阴、补脾肺肾，沙参，微苦寒，清肺生津，为臣药；荆防、桑菊、银花、黄芩、焦三仙(焦麦芽、焦山楂、焦神曲)等辛凉解表、清热解毒、消食和胃，又以桂枝调和营卫，共为佐使。诸药共奏补肾、健脾、润肺之功。

水 疱 疮

加味栝蒌红花汤案

李某，男，34岁，1988年6月29日初诊。

主诉：左侧肋间皮肤红肿热痛5日。

现病史：患者平素性情急躁，4天前受热过劳，忽左肋疼痛，夜重昼轻，皮肤泛红如碗大，发水泡疮，后逐日加重。

刻诊：左侧躯干皮肤红热，水泡，舌红苔黄，脉弦数。

诊断：水疱疮(肝经郁火证)。

治法：宣散郁火，消肿止痛。

处方：全栝蒌60g，红花3，乳香6g，没药6g，甘草6g。3剂，水煎服。

外用方：乳香20g，没药20g，研细末，用酒调成糊状，外敷红肿部位，12小时取下。

二诊：服上方3剂，乃觉痛减，继服5剂乃愈。

按语：此人素性暴躁，又加受热过劳，郁热于里，无以发泄，遂走肝经，发为皮肤疮疹，此邪有外出之机也。处方以栝蒌红花汤加味，栝蒌、红花可行气活血、化瘀止痛。《本草纲目》载，栝蒌外治痈肿，内治郁火，且味甘，质油腻，柔可克刚，能缓肝之急，治肝火之刚峻，用之为君，正合病机。乳香，气香窜，味淡，善透窍以理气；没药，味辛而微酸，善化瘀以理血。二者性皆微温，为宣通脏腑流通经络之要药。外用能解毒、消肿、生肌、止疼，虽为开通之品，但不至耗伤气血。再稍佐以红花舒肝郁，助血海，养血柔肝，亦有止痛消肿之功。甘草清热解毒，缓急止痛。药味不多，内调外治，效如桴鼓。

荨 麻 疹

自拟养血祛风方案

郭某，男，32岁，1999年10月12日初诊。

主诉：皮肤风团疹块，瘙痒5天。

现病史：患者自诉幼年虚弱，每逢秋冬之际，即发荨麻疹，曾服马来酸氯苯那敏片（扑尔敏）、苯海拉明等抗过敏剂，效不佳。5天前又因出汗受风而发疹，晚上脱衣后，随即瘙痒，抓后起风团块，连成片，服扑尔敏无效。

刻诊：皮肤瘙痒，高出皮肤，疹块成片，呈淡红色，腹痛泄泻，日行3~4次，溏便，面色无华，纳差乏力，舌色淡，舌体胖大，苔薄白，脉沉细。

诊断：荨麻疹（血虚生风、风湿郁表证）。

治法：益气活血，祛风燥湿。

处方：黄芪30g，羌活12g，荆芥12g，防风10g，当归12g，川芎15g，赤芍20g，丹参15g，地肤子20g，蛇床子15g，地骨皮15g，薏苡仁30g，苍术20g，厚朴15g，甘草3g。

二诊：服上方5剂，瘙痒好转，疹块渐消，腹痛消失，食欲增加，大便日行2~3次。守上方去荆芥、地骨皮、浮萍、蛇床子，加砂仁12g（后下），桂枝

6g,白术 12g。

三诊:上方服 5 剂,症状消失。后以玉屏风散加减,继服 12 剂,以固护卫气。

按语:患者素体虚弱,气血不足,卫阳不固,风湿之邪侵袭人体,郁于肌表而发病。本案在益气养血活血基础上,重用祛风燥湿止痒之品,再加薏苡仁、厚朴等健脾祛湿调中,使气血充足,卫外得固,风湿尽去而疹消。二诊气血渐充,风湿趋于消祛,故减部分祛风燥湿之品,而加砂仁、白术、桂枝温中健脾之品。三诊重在固本,以玉屏风散巩固疗效。

阴 疽

阳和汤加减案

张某,女,42 岁,农民,1970 年 10 月 11 日初诊。

主诉:右胫部疼痛三月余。

现病史:曾经送往当地西医医院诊查治疗,外科因诊断不明,拒绝手术,病遂拖延至今。

刻诊:面黄肌瘦,表情痛楚,颜容憔悴。饮食、体力日减。触诊患部,冰凉,肌肉坚硬,无红肿、痛脓。患部牵连腰部,天候阴雨,疼痛尤剧,呻吟不休。大便溏稀,经期不调,数月一行。脉沉细而紧,舌淡苔白。

诊断:附骨疽(阴疽)。

化脓性骨髓炎。

治法:温阳补血,散寒通滞。拟阳和汤加减。

处方:生麻黄 10g,熟地黄 15g,白芥子 12g,鹿角胶 15g(烊化),当归 15g,肉桂 6g,川芎 12g,桑寄生 15g,生甘草 6g。7 剂,水煎服。

二诊:服药后,患部冰凉转温,疼痛轻减,由人扶持已能站立,并可慢步行动,饮食增加。诊脉弦数有力,舌亦转红。此属气血渐增,寒湿渐化,经脉渐舒,症有由阴出阳之势。原方去肉桂、桑寄生,加细辛 3g,桂枝 6g,生黄芪30g,附片10g。继服7剂。

三诊:患者已能单独拄杖慢步行走,并能蹲下、立起,食增眠安。患部转呈灼热,发红且肿,肿处有核桃大小一枚凸起,按之疼痛,牵及腰部亦痛。脉弦数,舌红润。此阴疽出阳之势明显,不足虑矣。续宜扶正除邪。上方去生麻黄、熟地黄、白芥子、鹿角胶、桂枝,加独活12g,桑寄生15g,白芷12g,忍冬藤15g,透骨草12g。继服10剂后,疼痛日减,能单独行走。但患部红肿愈加,灼热愈甚。脉弦滑数,舌红、苔薄黄。此已由阴出阳,化脓将溃,宜行外科手术。后随访,患者预后良好,已能参加适当生产劳动。

按语: 阴疽多由素体阳虚,营血不足,寒凝湿滞,痹阻于肌肉、筋骨、血脉所致,故局部或全身见一系列虚寒表现。用阳和汤加减温阳补血,化痰通络,"寒者热之","陷者举之"。方中熟地黄,温补营血、填精益髓,配以血肉有情之鹿角胶以温肾阳、益精血,两者合用,温阳补血,以治其本。肉桂温阳散寒、温通血脉,白芥子温化寒痰、通络散结,少佐以麻黄宣通经络,与诸温和药配合,可以开腠里、散寒结,引阳气由里达表、通行周身。甘草解毒而调诸药。加当归补血活血、散寒调经,血中气药川芎活血行气,桑寄生祛风湿、强筋骨。

消　渴

知柏地黄汤合二妙丸加味案

张某,女,58岁,1996年7月12日初诊。

主诉:多尿、尿浑浊1个月。

现病史:患者近一月感周身乏力,体重下降近5公斤,腰膝酸困,手足心热,大便干,5~6日一行,尿频量多,尿中浑浊有絮状物。

检查:空腹血糖16.7mmol/L,尿糖(++++)。

刻诊:精神不振,乏力,腰膝酸困,舌嫩红有裂纹、少苔,尺脉沉细数。

诊断: 消渴(肾阴亏虚证)。

糖尿病。

治法: 滋阴降火, 益肾缩尿。知柏地黄汤合二妙丸加味。

处方: 黄柏 15g, 知母 12g, 太子参 30g, 熟地黄 20g, 山药 20g, 山萸肉 15g, 牡丹皮 15g, 地骨皮 20g, 枸杞子 20g, 益智仁 15g, 桑寄生 15g, 丹参 12g, 泽泻 15g, 苍术 15g, 五味子 15g。14 剂, 水煎服。

二诊: 服药后症状明显改善, 遵上方制水丸以巩固疗效。

按语: 本案观其脉症, 当属下消之肾阴亏虚。患者年近花甲, 腰酸困、脉沉细, 为肾虚之征, 舌嫩红有裂纹、少苔, 手足心热, 大便干, 属阴虚内热之象。由于肾阴亏虚, 精不化气, 肾虚失藏, 精微下注, 故尿频量多且有浑浊物, 精微下注, 机体失养, 则消瘦乏力。治疗以滋肾精, 补肾气为主, 佐以清泻相火。以知柏地黄丸合二妙丸加减化裁。方中知母清热泻火, 生津润燥; 黄柏, 清热燥湿; 熟地黄, 味甘纯阴, 长于滋阴补肾, 填精益髓; 山茱萸酸温, 滋补肝肾, 秘涩精气; 山药甘平, 健脾补虚, 涩精固肾, 补后天以充先天; 肾为水脏肾元虚馁每致水浊内停, 故又以泽泻利湿泄浊, 并防熟地黄之滋腻恋邪; 阴虚阳失所制, 故以丹皮清泄相火, 并制山茱萸之温; 茯苓淡渗脾湿, 既助泽泻以泄肾浊, 又助山药之健运以充养后天之本。再合以二妙清利下焦湿浊。肾之精气充足, 蛰藏有权, 则诸症自愈。

生脉散加味案

钱某, 男, 59 岁, 1997 年 12 月 15 日初诊。

主诉: 患糖尿病十年余。

现病史: 患者既往糖尿病十余年。平素嗜食肥甘厚味, 口干喜饮, 消谷善饥, 小便如膏, 精神不振, 身倦乏力。在某医院检查血糖 12.8mmol/L, 尿糖(+++), 诊为糖尿病。

刻诊: 精神不振, 身倦乏力, 口干喜饮, 消谷善饥, 小便如膏, 大便秘结。舌干红, 脉细弱。

诊断：消渴（气阴两伤证）。

糖尿病。

治法：益气为主，佐以养阴生津。生脉散加味。

处方：西洋参 15g，生黄芪 20g，生地黄 15g，五味子 15g，麦冬 10g，山药 60g，天花粉 18g，石斛 10g，泽泻 15g。7 剂，水煎服。

刻诊：服药 7 剂后，诸症均减，小便转清，食量减少，但仍感疲倦，大便干燥，宗前法。

处方：西洋参 15g，生黄芪 40g，生地黄 10g，五味子 10g，麦冬 10g，山药 30g，火麻仁 12g，玄参 20g，当归 12g，熟地黄 10g。

三诊：服药 6 剂。诸症均减，血糖、尿糖均已恢复正常，精神健旺，但多劳则疲乏无力。改服大补阴丸，每日一次。

按语：本案患者系燥热为害，三消全备。《素问·奇病论》言："此肥美之所发也，此人必数食甘美而多肥也，肥者令人内热，甘者令人中满，故其气上溢，转为消渴。"由此可知，消渴的发生与平素嗜食肥甘的饮食习惯密切相关。患者喜食膏腴为发病关键因素。中焦郁热上蒸，则口干欲饮；胃热则消谷善饥；病及下焦，则小便如膏。口干喜饮，消谷善饥，小便如膏，诸症悉具，故诊为消渴。舌干红，为津液暗耗；脉细弱，表明元气已伤，证属气阴两亏。处方以生脉散益气养阴，并佐以黄芪、山药益气，地黄、天冬、麦冬养阴，天花粉等清热生津止渴。诸药共奏益气养阴生津之效。

白虎加人参汤化裁案

祁某，男，42 岁，2003 年 6 月就诊。

主诉：口渴多饮 2 年，近半月加重。

现病史：口渴多饮，大便干结，小便量正常，体倦乏力，汗出恶风，舌红少津，脉沉细。

检查：空腹血糖 12.2mmol/L，餐后 2h 血糖 18.2mmol/L。

诊断：消渴（肺热伤津证）。

治法：清泄肺热，益气生津。

处方：生石膏30g，知母20g，黄芪12g，西洋参12g，天花粉30g，甘草6g。7剂，水煎服。

二诊：服药后口渴多饮、大便干结明显缓解，汗出大减。守方继服20余剂，诸症皆除。

按语：本案消渴系燥热内盛，津气耗伤所致。燥热内盛，迫津外泄，津随汗泄，津伤而气耗。故患者之多汗，并非"气虚自汗"或"阴虚盗汗"。处方以白虎加人参汤化裁，取清热益气生津之意。考虑患者肺胃燥热，且阴液不足，故将人参改用西洋参。肺胃燥热一去，无以迫津外泄，故汗出止，汗止则津液内存，上承于口，下灌于肠，故口渴便干等症可除。

夜 啼

导赤散加减案

付某，5个月，1996年9月2日初诊。

主诉：夜啼一周。

现病史：一周以来入夜哭啼不已，哭声响亮，烦躁不安。

刻诊：体温正常，面色红赤，唇红，指纹紫，舌尖红，大便干。

诊断：心经火热证。

治法：清心泻火。方用导赤散加减。

处方：生地黄3g，木通3g，淡竹叶3g，黄连2g，生大黄（后下）2g，蝉蜕2g。2剂，水煎服。

二诊：夜啼已止，但大便清稀。前方改熟大黄2g，加麦冬，茯苓各6g。2剂而愈。

按语：小儿夜啼，为心经有热扰动神明所致，治以泻火清心之导赤散加味。生地黄清热凉血，兼能养阴；黄连、木通、竹叶清心降火、利水通淋，使热从小便出；大黄清热通便，使热从大便出；蝉蜕疏风散热。二诊大便清稀，故改熟大黄，加茯苓健脾祛湿，恐其伤阴，故加麦冬，药证合拍，故收良效。

厌 食

四君子汤加味案

王某,女,4岁半,2002年10月8日初诊。

主诉:厌食3月,加重2周。

现病史:3个月前开始厌食拒食,强喂则恶心欲吐,大便夹有未消化食物。

刻诊:面色萎黄,形体消瘦,四肢无力,舌质淡,苔薄白,脉细无力。

诊断:厌食(脾胃气虚证)。

治法:补中益气,健脾养胃。投以四君子汤加味。

处方:党参10g,白术10g,茯苓10g,炙甘草3g,砂仁2g(后下),大腹皮12g,鸡内金10g,焦山楂10g,焦神曲10g,焦麦芽10g。4剂,水煎服,日一剂。

二诊:药后食欲增加。守原方继服7剂后,面色红润有光泽,饮食完全复常。半年后随访无复发。

按语:厌食,又有"哺露"之称。《诸病源候论·哺露候》载:"小儿乳哺不调,伤于脾胃。脾胃衰弱,不能饮食,血气减损,不荣肌肉,……谓之哺露也。"小儿脾胃稚弱,脾不和则食不化,胃不和则不欲食。故治宜补中益气,健脾养胃,消食助运之法。处方中四君子汤益气补中,健脾助运,再加砂仁化湿调中,焦三仙、鸡内金消食和胃。诸药合用,令中气充而脾运健,胃气和而宿食化,诸症遂除。

中 风

越婢加术合五苓散加减案

杨某,男,16岁,1970年1月15日初诊。

主诉：头面，四肢及全身浮肿六天。

现病史：近日因恶风、畏寒、身重酸痛而发病，继而发现眼睑浮肿，渐及四肢及全身，伴有尿少、色红赤。去某医院检查，化验尿蛋白（+++），尿沉渣可见大量红细胞，经诊断为急性肾炎。因家属不愿住院而邀余诊治。

刻诊：浮肿如故，血压 130/95mmHg，舌苔薄白，脉浮紧。

诊断：水肿（风水泛滥）。

急性肾小球肾炎。

治法：祛风散寒，宣肺利水。拟越婢加术合五苓散加减。

处方：麻黄 9g，荆芥 9g，白术 10g，茯苓 15g，猪苓 12g，泽泻 12g，冬瓜皮 30g，车前子 12g（布包），鲜茅根 30g，小蓟 15g，甘草 6g，生姜 3 片，大枣 4 枚。五剂，水煎服。

二诊：药后小便增多，周身浮肿明显减轻，尿色转为淡黄。继服前方五剂。

三诊：浮肿基本消退，尿转淡白，化验尿蛋白（±），余无异常。血压 110/90mmHg。唯觉胸闷少食，腹微满，身乏力。方易平胃散合五皮饮加减，继服药两周，诸恙已除。后经随访，已无所苦，恢复如常。

按语：急性肾小球肾炎，属于溶血性链球菌感染的一种变态性病变。本病多见于儿童或青年。今视本案，良由风邪所袭，肺气失宣，不能通调水道，下输膀胱，则发为头面渐及全身性浮肿。治遵《内经》"开鬼门""洁净府"之旨，以麻黄，去生石膏易荆芥，发汗散寒，合五苓散之类利尿消肿，配以小蓟、鲜茅根凉血散瘀，诸药协同则收全功。

羚角钩藤汤加减案

张某，65 岁，木匠，1990 年秋初诊。

主诉：昏迷一日。

现病史：患者平素脾气急躁，嗜食肥甘厚腻之品，血压偏高，平时血压在 140/90mmHg 左右。1990 年秋工作之际，突然昏仆，口眼㖞斜，神识昏蒙。急送西医院急诊，给予降压镇静药。效果不佳，遂请中医延诊。

刻诊：患者神昏肢厥，发热 38.6 度，息鼾痰鸣，口噤，与之水，尚能吞咽，口眼㖞斜，口角流涎。呼之若有反应，推之左肢能伸屈，而右侧若废。撬口视之，舌歪，质绛，苔黄腻浊，左脉弦，右脉滑大。血压 185/115mmHg，脉搏为 115 次 / 分。

诊断：中脏腑重症（风火夹痰）。

脑卒中。

治法：急投苦辛大寒沉降之品，佐以潜阳息风，涤痰开窍。羚角钩藤汤加减。

处方：石膏 30g（先煎），滑石 30g（包煎），寒水石 30g（先煎），磁石 30g（先煎），牡蛎 30g（先煎），石决明 30g（先煎），羚羊角粉 4.5g（冲），钩藤 15g（后下），川贝母 9g，秦皮 15g，草决明 18g，蒺藜 18g。

二诊：热退，体温 36.9℃，血压 170/102mmHg。神识渐清，闻言会意，脉数减 86 次 / 分，舌绛转红，苔仍腻浊。治法：转以涤痰为主，清火息风为次。

处方：半夏 12g，茯苓 9g，竹茹 18g，橘红 6g，枳实 9g，胆南星 9g，天竺黄 9g，川贝母 9g，羚羊角 3g，钩藤 15g，石决明 30g，菖蒲 9g。

三诊：神识颇清，能自诉头痛目眩，耳中鸣响，但言语謇滞，入暮神烦，睡则息鼾，时有呻吟太息。舌苔已退，舌质干红，右脉颇敛，左手弦劲，血压未续降 170/105mmHg。

处方：龟甲 30g（先煎），生牡蛎 30g（先煎），石决明 30g，白芍 18g，川贝母 9g，竹茹 15g，生地黄 25g，麦冬 15g，桑叶 12g，菊花 12g，阿胶 15g（烊化）。14 剂，水煎服。

此后口舌转正，神识清朗，言语如常，右足能着地，惟行走不便，右上肢仍萎软不举。上方制丸药调理预后。

按语：中风有中经络、中脏腑之别，而中脏腑又包括闭证、脱证两个证型。本证属于中脏腑中的闭证。《内经》云"血之与气并走于上，则为大厥"，王旭高《环溪草堂医案》治中风一案云："痉盛神昏，风淫火炽极矣。夫内风多由火出，欲熄其风，必须清火，欲清其火，必须镇逆。"王氏针对"气血并走于上"之病机，提出镇逆一法。此例乃仿其法，并用《金匮要略》风引汤，取诸石药之悍疾滑利，大寒沉降，直折风火上腾之威，又仿叶天士，所用"苦降辛泄"法加入秦皮、草决明、蒺藜、钩藤等药，整体大用，故屡收捷效。

天麻钩藤饮化裁案

陈某，男，50岁，教师，1990年4月9日初诊。

主诉：左侧肢体活动不利一月余。

现病史：五天前开始，觉左半身无力，头晕，头痛，随即出现语言不清，饮水时呛水等症。平素情绪暴躁，血压偏高。CT报告：脑干有三个0.2cm左右的低密度病灶。西医诊断为多发性腔隙性脑梗死。

刻诊：患者神志尚清，语言謇涩，饮水呛咳，头晕头痛明显，失眠，舌质红，舌苔薄黄，脉弦。左上下肢肌力四级，血压180/100mmHg。

诊断：中风（肝阳上亢证）。

多发性腔隙性脑梗死。

治法：平肝潜阳，补益肝肾。以天麻钩藤饮化裁。

处方：天麻10g，钩藤15g（后下），生石决明30g（先煎），山栀子10g，黄芩10g，益母草20g，鸡血藤15g，川牛膝12g，桑寄生10g，酸枣仁30g，地龙12g。

二诊：服药后6天，患者头晕头痛止，寐稍安。14天后，左上下肢肌力五级，饮水呛咳消失，有时口干，大便干燥。

处方：原方加天花粉20g，火麻仁15g，再服7剂。

诸证缓解，以上方治丸药调理预后。

按语：刘完素认为中风的病因为平素将息失宜。《素问玄机原病式》言："凡人风病，多因热甚，……由乎将息失宜，而心火暴甚，肾水虚衰，不能制之。则阴虚阳实，而阳气怫郁，心神昏冒，筋骨不用，而卒倒无所知也。多因喜、怒、思、悲、恐之五志，有所过极，而卒中者，由五志过极，皆为热甚故也。"河间以心火暴甚，肾水虚衰，阴虚阳实，热气怫郁，心神昏冒为中风主要病机。本方证为肝阳化风，上扰清窍，以致头部疼痛，眩晕；心火暴甚，影响神志，故夜寐多梦，甚至失眠。治宜平肝息风为主，配合清热活血，补益肝肾。方中天麻、钩藤、石决明均有平肝息风之效,用以为君。山栀、黄芩清热泻心肝之火,是为臣药。益母草、鸡血藤活血利水,牛膝引血下行,配合桑寄生能补益肝肾,酸枣仁宁心安神,俱为佐使药,地龙有走窜经络,疏通经脉的作用。

解语丹加味方案

肖某,男,62岁,退休,1993年1月28日初诊。

主诉:自觉无力伴言语不利加重一天。

现病史:患者饮酒、吸烟30余年。患高血压10年,服西药后血压控制。昨日突感四肢无力,伴头痛眩晕,口苦咽干,纳差,休息后无好转。次日症状加重,且出现言语不利,记忆力减退。西医院查头颅CT:右额前低密度灶。

刻诊:神清,无恶心呕吐、四肢抽搐、两便失禁。表情淡漠,反应迟钝,言语清,记忆力减退,鼻唇沟对称,伸舌居中,颈软。舌暗淡,苔白腻,脉弦滑。血压130/80mmHg。两肺呼吸音稍粗,心律齐,腹软,无压痛、反跳痛。双下肢无浮肿。

诊断:中风,中经络(风痰阻络)。

　　　　脑梗死。

治法:祛风除痰,宣窍通络。

处方:半夏10g,茯苓30g,白术15g,胆南星10g,全蝎10g,天麻10g,白附子10g,丹参30g,远志10g,石菖蒲10g,木香5g,羌活10g,甘草5g。5剂。

按语:本案患者年过半百,脾胃渐亏,以致食欲不振,运化无力,水谷无以化精微,停滞内生痰湿。肝风内动,浊痰上扰清窍,下阻筋脉,以致气血运行不畅,清窍受蒙,痹阻脉络,故症见记忆力减退,无力,头痛眩晕,口苦咽干,纳差。其舌暗淡,苔白腻,脉弦滑为风痰瘀血,痹阻脉络之象。方中以解语丹加半夏、茯苓、白术、丹参化裁。半夏、茯苓、白术与解语丹中胆南星相配,以增健脾除湿化痰之效;石菖蒲、远志去痰开窍;全蝎、白附子、天麻、羌活祛风通络；又加入丹参以助木香行气活血；甘草和诸药。

补阳还五汤案

王某，男，63岁，工人。1997年5月30日初诊。

主诉：突发右侧肢体障碍伴语言謇涩2天。

现病史：患者因突发右侧肢体障碍伴语言謇涩2天，入住某西医院，曾经西医诊断为"左侧颞叶，顶叶脑梗死"。检查：右侧肌力2级，肌肉松弛。经过治疗，生命体征平稳，但仍遗留右侧肢体不利，言语障碍等症状，欲求进一步改善相关症状，遂来诊。

刻诊：患者形体偏胖，神志尚清，神疲乏力，半身不遂，以右侧肢体活动不利，舌謇，额纹消失，口角㖞斜，口中流涎颇多。舌淡，苔薄白，脉细。

诊断：中风，中经络（气虚血瘀证）。

脑梗死。

治法：补气活血。补阳还五汤主之。

处方：生黄芪40g，当归尾10g，赤芍10g，川芎10g，桃仁10g，红花3g，地龙15g，川牛膝15g，鸡血藤15g。10剂，水煎服。

二诊：服药后，精神转佳，下肢肌力明显好转，口角流涎明显减少。舌淡偏暗，苔白，脉滑细。前方加生黄芪10g，桂枝6g，牡丹皮10g，茯苓12g。

按语：《丹溪心法·中风》言："治风之法，初得之即当顺气，及日久即当活血。"丹溪治卒中提出了"顺气""治血"的治则。王清任所创的补阳还五汤也体现了丹溪这一治则。患者元气亏虚归并一边，故右侧肢体半身不遂，此类中风乃为气虚血瘀不行，筋骨痿废不用，故补阳还五汤历来是治疗中医中风之常用方。

本案是为元气亏虚，气血归并一边之气虚血瘀证。重用生黄芪为君，大补脾胃之元气，使气旺血行，瘀去络通；臣药当归尾，长于活血，兼能养血，因而有化瘀而不伤血之妙；佐以赤芍、川芎、桃仁、红花，助当归尾活血祛瘀；地龙，通经活络。大量补气药与少量活血药相配，气旺则血行，活血而又不伤正，共奏补气活血通络之功。

补阳还五汤化裁案

周某，男，62岁，农民。2003年5月7日初诊。

主诉：左侧半身不遂三天。

现病史：病人平日经常头目眩晕。前日夜晚突然左半身不遂，语言不清，舌根发硬。

刻诊：喉间痰声辘辘，大便干结，2~3日一行，舌质紫暗，舌边瘀斑，脉弦细。

诊断：中风（气虚血瘀，风痰阻络证）。

治法：益气活血，祛痰通络。补阳还五汤加味。

处方：黄芪60g，当归尾12g，赤芍20g，川芎15g，全蝎5g（炒），红花10g，地龙12g，牛膝10g，天竺黄15g，半夏9g，橘红12g，胆星10g，菊花12g，火麻仁10g，郁李仁6g。

二诊：服上方14剂，患侧较前灵活，语言转清，痰量减少。

处方：黄芪50g，当归尾15g，川芎12g，赤芍20g，红花10g，桃仁10g，地龙10g，牛膝10g，杜仲15g，秦艽10g，全蝎5g（炒），钩藤12g，橘红15g，白芥子15g，天竺黄15g。

三诊：服药21剂，痰声基本消失，可在家人搀扶下慢步行走，脉缓有力，继服上方调理半年，生活基本自理。

按语：本案患者年逾六旬，正气不足，气不行血，而致脉络瘀滞，兼之痰浊内阻，蒙蔽清窍，故见眩晕、偏瘫之证。以补阳还五汤加味，治以益气活血、通络祛痰，方中重用黄芪，补一身之元气，再与少量活血药相配，气旺则血行，活血而又不伤正，又配以橘红、白芥子、天竺黄等以祛痰浊，开清窍。诸药配伍，共奏补气活血、祛痰通络之功。

天麻钩藤饮加减案

袁某,男,56岁,退休工人,2001年2月17日初诊。

主诉:突发左侧肢体麻木无力。

现病史:患者既往高血压病史3年,自诉服用避风降压片,血压控制在120~150/85~110mmHg。今晨突感左侧肢体麻木无力,伴头痛眩晕,口苦咽干,恶心,且出现言语不清。

刻诊:左侧肢体无力,左侧鼻唇沟浅,伸舌左偏,左侧肢体肌张力减低,神清,舌蹇,恶心无呕吐,口苦,舌红,苔黄腻,脉弦有力。血压160/80mmHg。

诊断:中风(肝阳上亢,脉络瘀阻证)。

治法:平肝潜阳,息风通络。天麻钩藤饮加减。

处方:天麻15g,钩藤20g(后下),生龙骨20g,生牡蛎20g,夏枯草30g,黄芩12g,川牛膝20g,山栀15g,野菊花20g,地龙20g。5剂,水煎服。

二诊:服上方五剂后肌力改善,无恶心口苦。

处方:知母15g,黄柏10g,山茱萸15g,山药15g,泽泻15g,牡丹皮20g,易以知柏地黄汤合补阳还五汤加减。14剂,水煎服。

三诊:左侧肢体肌力较前又有增加,言语转清晰,舌淡红,苔薄黄,脉从容和缓。将二诊方剂改制蜜丸,服用半年,配合针灸(外院),后家属告知患者病愈。

按语:本案患者年逾半百,肝肾之阴亏虚,阴虚无以制阳,肝阳上亢,迫血妄行,上扰清窍,下阻筋脉,属本虚标实。一诊以天麻钩藤饮加减,方中天麻、钩藤、生龙骨、生牡蛎平肝息风,用以为君。山栀、黄芩、夏枯草清热泻火,使肝阳不亢,川牛膝引血下行,补益肝肾。二诊以知柏地黄丸及补阳还五汤加减化裁,以育阴潜阳,化瘀通络之法疗之。

痹 证

自拟湿热痹方案

赵某,男,43岁,2004年7月3日就诊。

主诉:关节疼痛半年。

现病史:半年前肩部疼痛,手臂疼,腰疼,腿疼,肿胀,晨起加重。查类风湿因子呈阳性,经西医诊断为类风湿关节炎。经西医治疗,无明显好转。

刻诊:肩部、手指关节、腰部、右膝关节疼痛日久局部红热肿胀,晨起疼痛加重明显。舌质暗,黄厚苔,脉细数。

诊断:痹证(湿热痹)。

类风湿关节炎。

治法:清湿热,通经脉。

处方:生地黄30g,金银花20g,连翘25g,黄连10g,黄柏10g,赤芍25g,牡丹皮20g,桃仁10g,红花10g,防己10g,桑枝25g,秦艽10g,土茯苓25g,苍术15g,雷公藤15g。7剂,水煎服。

二诊:关节肿胀消失,晨起仍有关节疼痛。舌质红,薄黄苔,脉细数。上方去黄连,加白芍20g,川芎15g,延胡索10g。7剂,水煎服。

三诊:腰疼,胳臂疼,腿疼、肩部、手指关节疼痛缓解,但晨起仍疼痛较甚。舌质淡,白薄苔,脉细数。用上方制丸药巩固治疗。服药半年后,腰疼、胳臂疼、腿疼、肩部疼痛,晨起加重的症状缓解。复查类风湿因子呈阴性。

按语:此病属湿阻经脉,积湿化热之痹证。患者肩部、右膝关节、腰部,手指关节红肿热痛,系湿邪闭阻经脉,积湿日久化热。湿阻经脉,血行不畅,脉络不通,疼痛加剧。《金匮要略》中有"风湿相搏,骨节疼烦,掣痛不得屈伸,近之则痛剧……"《诸病源候论·风湿痹候》中:"由血气虚,则受风湿，而成此病。久不瘥，入于经络，搏于阳经，亦变令身体手足不随。"本案以生地黄、金银花、连翘、黄连、黄柏清热凉血解毒，赤芍、丹皮、桃仁、红花活血化瘀通络，防己、桑枝、秦艽、土茯苓、雷公藤祛风除湿。诸药合用，以求祛湿热而利关节。

自拟补肾通络汤案

李某，女，42岁，2001年4月19日初诊。

主诉：患者全身关节重著疼痛数年，加重数日。

现病史：患者平素感全身关节重著疼痛，近日由于天气变化原因而疼痛加剧。两年前在西医院实验室检查：RF(+)，ESR(25mm/h)，诊断为风湿性关节炎，曾服西药治疗效果不佳，故前来就诊。

刻诊：全身关节疼痛加重，同时伴有腰困，头晕耳鸣，手足心发热。舌红，苔略薄黄，脉沉细弱。

诊断：著痹（风湿内闭，肝肾不足证）。

　　　　风湿性关节炎。

治法：祛风除湿，补肾通络。

处方：桑寄生20g，杜仲15g，防己12g，川续断15g，牛膝15g，淫羊藿20g，仙茅20g，威灵仙20g，海风藤20g，豨莶草15g，全蝎5g，鸡血藤30g，地骨皮20g。6剂，水煎服。

二诊：关节疼痛减轻，头晕耳鸣好转，仍腰困，手足心发热。上方加女贞子20g，旱莲草20g，继服6剂。

三诊：各种症状消失，精神良好。嘱咐其再服7剂巩固疗效。后随访情况良好，至今未再复发。

按语：痹证是临床上的常见病，其发生机理不外乎内外两方面因素。《素问·痹论》："风寒湿三气杂至，合而为痹也""风气胜者为行痹，寒气胜者为痛痹，湿气胜者为著痹""正气存内，邪不可干"。可见本病发生是在正气不足的基础上，感受风寒湿邪而致病。本案患者肝肾亏虚加之外感风湿之邪。桑寄生、杜仲、川续断、牛膝、淫羊藿、仙茅共奏补肝肾强筋骨之功；

威灵仙、海风藤、豨莶草、防己、全蝎祛风除湿通经络，佐以鸡血藤活血化瘀，地骨皮清血分郁热。诸药合用，兼顾标本，祛邪以扶正。

身痛逐瘀汤加减案

张某，女，42岁，2004年11月3日初诊。

主诉：周身肌肉关节刺痛数年。

现病史：风湿性关节炎病史。海边居住，渔业为生。

刻诊：周身肌肉关节刺痛、肿胀，活动欠利，尤以下肢较甚，痛处固定不移，按之痛甚，伴麻胀感，遇凉后疼痛加重，面色黧黯，舌质紫暗，有瘀斑，苔白腻，脉弦涩。

诊断：痹证（血瘀痹阻证）。

　　　　风湿性关节炎。

治法：活血祛瘀，祛风除湿，通痹止痛。拟身痛逐瘀汤加减。

处方：秦艽15g，川芎10g，桃仁10g，红花10g，当归10g，香附9g，独活15g，牛膝15g，地龙10g，乳香10g，没药10g，赤芍9g，炮山甲（冲服）9g，虎杖12g，炙甘草6g。7剂，水煎服。

二诊：疼痛得缓。继服7剂后，原方制成水丸，一次40丸，每日两次，调理预后。

按语：《内经》云："风、寒、湿三气杂至，合而为痹。"患者久居潮湿之地，感受外湿侵袭，发为痹证，痹证日久，气血运行不畅日甚，瘀血痰浊阻痹经络，发为血瘀痹阻证。拟身痛逐瘀汤加减。方中秦艽、独活、牛膝、地龙、山甲通经络，祛风湿利关节；桃仁、红花、川芎、赤芍、当归、虎杖活血祛瘀；没药、乳香、香附行气血，止疼痛；炙甘草调和诸药。诸药合用，共奏活血祛瘀，祛风除湿，通痹止痛之功。

蠲痹汤合桃红四物汤加减案

李某，女，51岁，2006年12月14日初诊。

主诉：右肩疼痛伴功能活动障碍5日。

现病史：患者一周前双肩曾负重，后疼痛剧烈。

刻诊：肩部疼痛，夜间尤甚，局部略肿胀，触诊肩部广泛压痛，向颈部放射，双臂上举困难。舌质暗，苔薄白，脉弦。X片示：无明显异常。

诊断：痹证（瘀血阻络证）。

肩周炎。

治法：祛风胜湿，活血化瘀，通络止痛。拟蠲痹汤合桃红四物汤加减。

处方：羌活15g，秦艽12g，桂枝10g，当归15g，川芎20g，白芍12g，熟地黄15g，乳香12g，没药12g，桃仁10g，红花10g，丹参20g，赤芍15g，荆芥10g。7剂，水煎服。

二诊：患者局部肿胀消失，疼痛缓解。原方去乳香、没药，加党参15g。继服7剂，肩关节疼痛消失，活动自如。后随访，至今未复发。

按语：患者因发病于冬季，感受风寒湿邪，《内经》云"风寒湿三气杂至，合而为痹也"，加之外伤致瘀血痹阻，经络不通，发生疼痛、肿胀、肢体活动不利。故拟蠲痹汤合桃红四物汤加减，活血逐瘀，通络止痛。方中羌活祛风散寒、除湿止痛，加荆芥引药上行；赤芍、川芎、桃仁、红花、丹参、乳香、没药活血和营；白芍养血柔肝止痛；当归、熟地黄补血养阴；桂枝温通经脉，祛风止痛。二诊恐祛风除湿药活血太过伤其正气，加党参补中益气。

当归四逆汤合独活寄生汤加减案

周某，女，38岁，1995年8月20日初诊。

主诉：关节酸痛，肿大变形一年有余。

现病史：患者两年前因工作原因长期处于寒冷的环境下。后自感肢体关节酸痛，尤以四肢关节疼痛为甚。近一年来渐至手足骨节肿大变形，活动受限。

刻诊：关节痛势较剧，部位固定，遇寒则痛甚，得热则痛缓，伴形寒肢冷，头晕目眩，腰膝酸软，小腹冷痛，二便尚可。经某西医院检查，诊断为：类风湿关节炎。舌淡，边紫暗，苔薄白，脉沉缓。

诊断：痹证（痛痹）。

类风湿关节炎。

治法：温化寒湿，和营通络，补益肝肾。拟当归四逆汤合独活寄生汤加减。

处方：当归15g，桂枝10g，赤芍、白芍各20g，细辛3g，寻骨风30g，独活20g，桑寄生20g，秦艽20g，防风15g，熟地黄20g，怀牛膝20g，海桐皮15g。7剂，水煎服。

二诊：上方药服7剂后，疼痛明显缓解，守方继进7剂。

三诊：诸症缓解，原方制蜜丸，每日3次，每次3丸，服药半年后查类风湿因子呈弱阳性。

按语：该患者有感受寒邪之史，且痛有定处，遇寒痛甚，遇热痛减，辨为痹证之"痛痹"。寒邪凝滞收引，故经络闭阻不通，证见周身关节疼痛。患者长期处于寒冷的环境下，最易伤肾，肾虚不能御邪，骨失所养，可见肿大变形。邪在体内久居不去，必损肝肾之阴，则见头昏目眩、耳鸣等肝肾阴虚之症。方用当归四逆汤合独活寄生汤加减，当归四逆汤以温经散寒，养血通脉；独活寄生汤以祛风湿，止痹痛，益肝肾，补气血。寻骨风以祛风除湿，活血通络止痛；海桐皮以祛风湿，通经络。诸药相合，祛寒化湿之中佐补肝肾，标本兼顾，虚实同治。

自拟热痹汤方案

程某，女，52岁，2001年8月10日初诊。

主诉：膝关节灼热肿痛3年，加重一周。

现病史：3年前患者出现膝关节对称性疼痛，反复发作。西医院检查血沉、抗"O"均明显增高，诊断为"风湿性关节炎"。一周前因劳累，继而出现两膝关节灼热胀痛。近3日伴有低热，自觉口干咽痛，西医对症治疗未见明显好转。

刻诊：两膝关节红肿，疼痛拒按，不能屈伸，伴有发热，口干咽痛，烦躁不安，舌红苔薄黄，脉弦滑。查T: 37.5℃左右。血沉95mm/h，抗"O"阳性。

诊断:热痹(湿热互结证)。

　　　　风湿性关节炎。

治法:清热除湿,通络止痛。

处方:秦艽 20g,豨莶草 30g,黄芩 15g,青风藤 20g,海风藤 20g,忍冬藤 30g,生地黄 30g,牡丹皮 20g,细辛 10g,延胡索 20g,乌药 20g,蕲蛇 12g,甘草 6g,水煎服。

二诊:服上方 7 剂后,热退,两膝关节疼痛减轻,红肿亦见好转,舌淡红,苔薄,脉弦。守方继服 10 剂。去蕲蛇,加牛膝 12g,木瓜 20g,葛根 12g。

三诊:服上方 10 剂后,关节疼痛明显缓解,红肿已消,体温一直正常,复查血沉 42mm/h,抗"O"阳性。后予六君子汤之辈养血活血以巩固治疗。3 个月后病人告知复查血沉已降至正常水平。

按语:本案系热痹。患者年逾五旬,肾阴亏虚,阴虚有热,外邪入里从热而化,加之病程 3 年,痹郁化热,故出现关节红肿疼痛、发热等症,热痹又多挟湿,湿热交结,壅滞于经络。故治以清热化湿并举,逐痹与通络并行。方中秦艽、豨莶草祛风胜湿清热,黄芩清热燥湿;忍冬藤、青风藤、海风藤清热通络;生地黄、丹皮滋阴养血清热;蕲蛇祛风通络,擅治顽痹;细辛、延胡索、乌药祛风行气止痛诸药共奏行气活血、祛湿清热、通络止痛之功。考虑病久气血易亏,长用祛风活络之剂则恐更伤其根本,故以六君子之辈调理预后,巩固疗效。

口 僻

牵正散化裁案

孙某,女,75 岁,于 1996 年 10 月 15 日初诊。

主诉:口眼㖞斜月余。

现病史:面神经麻痹一月余,曾经针灸及药物治疗无效。

刻诊:患者右侧额纹消失,不能皱眉,右眼不能闭合,鼻唇沟口角向左侧歪斜，饮水时水自右侧口角流出，不能做鼓腮动作，心悸，气短，舌苔白腻，脉弦。

诊断：口僻(气血亏虚，风痰阻络证)。

面神经麻痹。

治法：祛风除痰，补虚通络。

处方：白附子12g，僵蚕10g，全蝎6g，胆南星10g，防风10g，地龙12g，夜交藤15g，川芎12g，桃仁10g，红花10g，茯神20g，远志12g，郁金20g，陈皮10g，黄芪10g，甘草6g。14剂，水煎服。

二诊，服药后，症状皆缓解，右眼能自主开合，能皱眉、鼓腮，将上方制成蜜丸，连服3月，后症状全消，唯偶有心悸，服通脉养心丸治疗。

按语：中医认为面神经麻痹，主要由于气血亏虚，风痰阻络所致，治疗以祛风除痰，益气通络之法，处方以牵正散化裁。白附子辛散，善治头面之风，白僵蚕通络祛风痰，全蝎定风止痉，三药共奏祛风化痰之功。再加入地龙、夜交藤通络，防风、胆南星祛风化痰、痰瘀同源，加用川芎、桃红以活血，茯神、远志养心，郁金、陈皮理气解郁，黄芪顾正气，甘草调和诸药。

第五章 从医笔记

第一节 咬文嚼字，精研典籍

"汗出而散"析疑

"汗出而散"语出《素问·生气通天论》，曰："因于暑，汗，烦则喘喝，静则多言，体若燔炭，汗出而散。"此句通常被释为治法。如唐·王冰注曰："此重明可汗之理也，为体若燔炭之炎热者，何以救之？必以汗出，乃热气施散。"明·张介宾亦曰："体热若燔炭，必须汗出，邪乃得散。"历代多遵而释之以治法，对此如不深究似无疑义。其实，此有两点难圆其说。

其一，《生气通天论》对各种具体病证只描述病因和主症，而不言其治法。在论及疾病传变时也不过是提到"隔者当泻，不亟正治，粗乃败之"的基本原则和告诫而已。试想，如果"汗出而散"是言治法，则其他病证（至少"因于寒""因于湿""因于气"三者）也都应列出相应的治法。可见，"汗出而散"若作治法解，则于上下文例不符，殊难贯通。

其二，暑病主症有高热、汗出。汗出既是暑热郁蒸，迫津外泄的病理反应，又是暑邪外越的主要途径，故《素问·热论》有"暑当与汗皆出，勿止"之明训，盖暑为阳邪，极易伤津耗气，故暑病之治非但不可止汗，更不可妄施汗法以辛散劫阴，惟当清暑为主，或兼以益气，或辅以养阴，是为正治。若据"汗出而散"而复发其汗，恐有亡阳竭阴之虞。由是观之，视"汗出而散"为治法，实于医理有悖。

基于上述，无论从文理，抑或医理言之，"汗出而散"作治法解显然欠妥。近考之《黄帝内经太素》，卷三《调阴阳》"汗出而散"作"汗出如散"。杨上善注云："汗如沐浴，汗不作珠，故曰如散。"如此则涣然冰释。

"而"字为多义虚词。"而，读为如，古字通用。"（清·顾炎武《日知录》引《孟子集注》语）清·王引之云："而，犹如也。"（《经传释词》卷七）《左传·庄公七年》："星陨如雨，与雨偕也。"刘歆云："如，而也。"（见清·刘淇《助字辨略》卷七）《荀子·哀公》"从物如流"，《大戴礼·哀公问五义》《韩诗外传》"如"作"而"（见高亨纂著《古字通假会典》）。《素何·缪刺论》："疾按之应手如痛。"《太素》卷二十三《量缪刺》《甲乙》卷五第三"如"皆作"而"。可见，"而""如"是互通的。

"如"可作比喻连词（说见徐仁甫《广释词》卷七），有如同、相似之意。杨上善曰："如，同也。"（见《太素》卷二十八《痹论》"肉如苟也"注）"散"读去声（sǎn，音伞），与"聚"义反，即不聚之意。王冰云："散，谓物飘零而散落也。"（见《素问·气交变大论》）"汗出如散"意谓：因于暑，汗出较多，因甚于一般汗出，难呈珠状，故为淋漓流淌，挥扬泼洒之态。形象地描绘出暑病患者大汗不止的病状。

或问：若将"汗出而散"作"汗出如散"，并以主症观之，是否与"因于暑"下之"汗"字有文义重叠之嫌。其实，两者并不矛盾。任何疾病在发生、发展过程中，其临床表现常有轻重之别、缓急之分，暑病亦不例外。前之"汗"字仅表示汗出是暑病的必见之症，且较轻缓，后之"汗出如散"与"体若燔炭"并见，则属暑病重症，且较危急。

《太素》一书最为近古，少有辗转传抄、鲁鱼亥豕之讹，在《内经》传本中诚为可信。且杨氏以病证作解亦合乎经文本旨，于文于医均无参差。故笔者认为当从《太素》及杨注，"汗出而散"即"汗出如散"，是对暑病大汗淋漓症状的形象描述，绝非治法之论。

（王玉兴　杨锦惠　阴　斌）

=== "节"含义再识 ===

"治节"一词，出典于《素问·灵兰秘典论》，曰："肺者，相傅之官，治节出焉。"此古训无多，近以"治理调节"为释者日增。然笔者认为，"治节"释作"安定有序"为妥。理由有四：

一、从治节字义看

"治"，与"乱"相对，有"安定"之意。《易·系辞下》"黄帝、尧、舜垂衣裳而天下治"《礼·大学》"国治而后天下平"《素问·四气调神大论》"从之则治，逆之则乱"等，皆为"安定"之意。

"节"，本义为"竹节"。如《说文·竹部》："节，竹约也。"段注："约，缠束也，竹节如缠束之状。"引申有"节制""法度"之意。如《国语·鲁语》"夫祀国之大节也"，《礼记·乐记》"好恶无节于内"，《素问·上古天真论》"食饮有节，起居有常"等，即具此意。

可见，"治节"一词，有"安定不乱，节制有度"之意。简言之，即"安定有序"。

二、从原文文例看

《素问·灵兰秘典论》列举了十二官及其所发挥的生理效应。如云："心者，君主之官也，神明出焉。肺者，相傅之官，治节出焉。肝者，将军之官，谋虑出焉。胆者，中正之官，决断出焉。膻中者，臣使之官，喜乐出焉。脾（按："脾"下阙文。《素问遗篇·刺法论》称："脾为谏议之官，知周出焉。"）胃者，仓廪之官，五味出焉。大肠者，传道之官，变化出焉。小肠者，受盛之官，化物出焉。肾者，作强之官，伎巧出焉。三焦者，决渎之官，水道出焉。膀胱者，州都之官，津液藏焉，气化则能出矣。"

十二官职是对脏腑生理功能的生动比喻和高度概括，其官职的名称即包含着脏腑功能。文中的"出"字是动词部分，"焉"是兼词，有"于此"意。"出焉"是"出于此"的意思。"出焉"之前的"神明""治节""谋虑""决断""喜乐"（"知周"）"五味""变化""化物"伎巧""水道"及"津液"等，都是各脏腑发挥其功能之后所产生的生理效应或结果，并非是对脏腑功能状态或过程的描述。

"相傅之官"是对肺功能的高度概括。"相傅"具有上辅君主、下理国事的职责,以天下太平,长治久安为己任。称肺为"相傅"即蕴含着肺有佐心,主持和协调其他内藏,以及营卫气血的作用。故"治理调节"之义尽在其中,若其后再用"治节"重复前义,则形成肺的功能是治理调节,其发挥的生理效应还是"治理调节",岂不费解。且于原文文例的贯通有悖。所谓"肺者,相傅之官,治节出焉",意即谓肺具有助心治理调节的功能,全身脏腑功能及营卫气血运行的安定有序状态是由肺的功能所实现的。可见,释"治节"为"安定有序"才是"相傅"发挥"治理调节"作用的具体结果。

三、从古今注释看

纵观古今,对"治节"的解释虽不尽一致,或语焉不详,但亦有可取之处。如明·张介宾曰:"肺主气,气调则营卫藏府无所不治,故曰治节出焉(《类经》卷三)"。可见,张注之"无所不治"即寓"安定"之意。《内经释义》(北京中医药大学主编)所说"治节是指脏腑能保持正常的生理活动而言",亦近乎"治节"原意。

四、从生理效应看

肺的治理调节,可使全身功能活动和气血运行达到"安定有序"的生理状态。这种生理状态具体体现在五个方面。

一,肺司呼吸,可使呼吸运动保持一定的深度、频率和节律。

二,肺主一身之气,可使全身之气生成有秩、运行有序。

三,肺主宣发、肃降,可使机体新陈代谢有条不紊。

四,肺主通调水道,可使津液输布畅达通利。

五,肺朝百脉,助心行血,可使血调匀,循行有序。

参 考 文 献

[1] 印会河主编.中医基础理论 [M].上海:上海科学技术出版社,1984.

[2] 凌耀星.难经校注 [M].1 版.北京:人民卫生出版社,1991.

(王玉兴 阴 斌)

观《内经》"厥""巅疾"之论，释今之"脑卒中"

脑卒中，俗称"中风"，是一种急性非外伤性脑局部血供障碍引起的局灶性神经损害，又称脑血管意外。它包括脑出血、蛛网膜下腔出血、脑血栓形成，脑栓塞等病，常见于中年以上患者，多与高血压动脉硬化有关。临床上则以突然意识障碍、肢体瘫痪为其主要特点。阴斌教授于临证之中，观《黄帝内经》"厥""巅疾"之所论，认为其病状表现与今之"脑卒中"颇相符合。

厥，《内经》言"厥"亦谓"是以气多少，逆皆为厥"（《素问·方盛衰论》）。考《内经》全书所载，厥之名义繁多，统言之不越三端：一指四肢逆冷而厥，二指气血悖逆致成昏厥，三指六经不和之厥。然其中唯以昏厥之类的论述，则与"脑卒中"的病因病理、临床表现，以及诊断、预后等内容息息相关。

《素问·生气通天论》曰："阳气者，烦劳则张，精绝，辟积于夏，使人煎厥。目盲不可以视，耳闭不可以听，溃溃乎若坏都，汩汩乎不可止。"再《素问·生气通天论》有云："阳气者，大怒则形气绝，而血菀于上，使人薄厥。有伤于筋，纵，其若不容。"又《素问·调经论》言："血之与气，并走于上，则为大厥，厥则暴死，气复反则生，不反则死。"

上述三厥病变，皆发于人体高位之头（脑）故统言巅疾。由逆气致厥是为发病之因，"巅疾"系为病变之所，阴斌教授谓二者名虽异，实则互为因果，一脉相承。且提出此与现代所言之高血压、动脉硬化病患者，因血压骤升或血液黏稠不行而致的脑卒中发病学观点是一致的。

巅疾，古病名，《内经》中多属巅顶部位发生病变的一类疾病。考巅疾之论，涉及《素问》多篇，尤对因厥而成巅的病机、症状、脉诊、预后等方面论述颇丰。阴斌教授认识到《内经》言巅疾的病机多责之于"下虚上实"，与肝肾关系密切，且以"阳亢于上"为其主导。提出脑卒中患者发病时出现头痛，在于"气上不下"（即血压上升），而气上不下的形成又在于阴虚于下，阳亢于上。据此，阴斌教授遂将育阴潜阳之法多运用于临证之中。

117

《内经》论"巅疾"的证候，系以病起急骤、"振掉""昏仆""九窍皆塞"等为其特点。如《素问·五常政大论》"其动掉眩巅疾"，《素问·著至教论》"三阳并至，并至如风雨，上为巅疾……病起疾风，至如礔砺，九窍皆塞，阳气滂溢"。阴斌教授认为《内经》所论，巅疾之表现与脑卒中发作时的剧烈头痛、眩晕，或肢体肌肉颤动，乃至意识模糊的症状基本一致。

关于巅疾的脉象在《素问·玉机真脏论》中有云："春脉如弦，何如而弦？……其气来实而强，此谓太过……太过则令人善忘（新校正作"怒"），忽忽眩冒而巅疾。"又《素问·脉要精微论》言："来疾去徐，上实下虚，为厥巅疾……浮而散者为眴仆。"可见诊断巅疾的脉象主要是弦实而强，上实下虚。阴斌教授观今之脑血管意外患者，由于动脉压力增强则脉体涨大，血压升高，故其脉多呈亢大弦实之象。若病势逆转，一旦脉失冲和，及至真脏脉现，两尺由弱至微则令生命危在旦夕。此与上述巅疾之脉亦颇吻合。

神明与心肾关系的探讨

"神明"一词一指人的精神意识活动，又泛指人体生命活动的外在表现。众所周知。神明统属于心。但笔者认为其与肾的关系亦不容忽视，故本文试从神明与心肾相关论方面略作初步探讨。祈望同道予以指正。

一、神明与肾

《明堂五脏论》谓："肾者，引也，为言引水谷和利精神。""引"者，不独"引水谷"，更能"和利精神"。大抵肾之气化功能正常则五脏六腑之精下藏之，精足持守则气化常行而不已。又肾藏先天之精，而脾化后天之精，两精相搏，神即随之始生。故《灵枢·本神》云："两精相搏谓之神。"《灵枢集注·卷一》曰：《平人绝谷篇》曰：神者，水谷之精气也。盖本于先天所生之精，后天水谷之精而生此神，故曰两精相搏谓之神。"可见肾之一"引"则化水谷、坚其精、生神志，即所谓神明之产生根于肾也。

《灵枢·经脉》云："人始生，先成精，精成而脑髓生。"《灵枢·五癃津液别》又曰："五谷之津液，和合而为膏者，内渗入于骨空，补益脑髓。"《素问·逆调论》还说："肾不生，则髓不能满。"以上经文说明脑髓之聚皆由肾精所化生，又得益于后天水谷之补充。至于脑的功能，《灵枢·大惑》中言："五脏六腑之精气，皆上注于目而为之精，……上属于脑。"又《灵枢·海论》谓"脑为髓之海""髓海不足则脑转耳鸣"，提示人的视觉与听觉之用俱与"脑"息息相关。明·李时珍首次明言脑与精神活动关系密切，故称"脑为元神之府"。清·王清任进一步发挥说："灵机记性在脑者，因饮食生气血，长肌肉，精汁之清者，化而为髓，由脊髓上行入脑，名曰脑髓……两耳通脑，所听之声归于脑……两目系如线，长于脑，所见之物归脑……鼻通于脑，所闻香臭归于脑……小儿……周岁，脑渐生……舌能言一二字。"观王氏所云之灵机，即指知觉而言，他把记忆感官等功能统归于脑。由斯观之，"脑"之所以参与神明相关活动实则皆以肾精之奉养为根本。正如朱沛文在《华洋脏约纂》中指出："然而内肾为脑之原，脊髓为脑之本，……岂知脑源于肾，而外候即与肾同耶。"其次《素问·灵兰秘典论》有云："肾者作强之官，伎巧出焉。"则从另一侧面道明精足髓充则脑满，脑丰则多智多慧，故言"伎巧出焉"。唐容川在《医经精义》中亦说："精以生神，精足神强，自多伎巧。髓不足者力不强，精不足者，智不多。"

综上所述，不难看出精生于肾，得后天水谷之资助而孕育神的生成。然肾主骨生髓，髓由脊上聚为脑，从而产生"神明"的相关活动，故谓"神明"根于肾而通于脑。

二、神明与心

大凡人之精神思维意识活动的种种表现，是由"心"所统率、主宰的。纵观前人虽然对脑的生理功能有所认识，且对脑与"神明"相关的论言予以肯定，但在中医学以脏腑活动为核心的学说中，却将脑的有关生理分别归属于五脏。即心藏神，主喜；肺藏魄，主悲；脾藏意，主思；肝藏魂，主怒；肾藏志，主恐等等。然其中尤以心为主导，因神为心所藏，是魂魄意志等其他精神活动的主宰、统领，协调全身脏腑功能和人之精神活动，使人能对外界事物做出正确判断和反应，从而激发带动一系列的"神明"活动以适应之，故《素问·灵兰秘典论》说:"心者,君主之官也,神明出焉""主明则下安,主不明则十二官危"。由此可见,中医学并未简单地把人之心理、神志等活动归纳为脑髓的功能,而强调"心主神明",正是充分体现和突出了中医学理论整体观的特色。正如张景岳在《类经·藏象类》中所云:"心为一身之君主,禀虚灵而含造化,具一理以应万机,脏腑百骸,惟所是命,聪明智慧,莫不由之,故曰神明出焉。"此外,《素问集注·卷二》王子方注云:"血者,神气也。心藏神,心主脉,故十二脏腑经脉皆以心为主。"观此可知,"心"何以主司"神明"且又出自于心? 这又与心统管身之血脉以推动血液循环不已的功能密切相关。《素问·调经论》曰:"人之所有者,血与气耳。"故人体赖以生存之气血,主要靠心的搏动而通达全身,内而脏腑,外而皮肉筋骨,源源不断地对全身各脏腑组织器官起着充分的营养和滋润作用,以维持人体正常的生命活动。诸如目之能视,足之能步,掌之能握,指之能摄,以及精神振奋、神识清晰等生命力的外在征象,无一不是血之奉养。显然,心所主之血气,乃是"神"的物质基础,而"神"又综合代表了气血活动产生的各种形征,因此,人体整个生命活动的体现也无疑是"神明"出于心的明证。据此,以上两说可谓互有发明,相得益彰。

《灵枢·本神》曰:"所以任物者谓之心,心有所忆谓之意,意之所存谓之志,因志而存变谓之思,因思而远慕谓之虑,因虑而处物谓之智。"说明接受外界事物并给予相应反映的这一功能是由心来承担的,并由此而产生系列的神志活动,即从负担感受外界事物开始而产生意念,继由意念的积累而形成认识,在认识的基础上,反复酝酿,通过周密思考,由近及远的推想,最后对事物作出妥当的处理,从而体现人的聪明智慧。故经文以意、志、思、虑、智等含义加以概括。这充分反映出人之思维形式的发展过程是由低级向高级、由表象到实质、由感性到理性的逐步升华。可见,"心"在一切精神意识活动的发生、发展中的作用是至关重要的,故《灵枢·邪客》有云:"心者,五脏六腑之大主也,精神之所舍也。"

基于上述所论,指出一切精神意识活动的种种反映,包括人体生命力的外在表现,以及思维形式发展的全部过程和"神"的诸多概念无不统之于"心"。传统中医理论的这一观点的确立,绝非虚无缥缈,是有其物质基础的。

三、神明与心肾交感

《素问·阴阳应象大论》曰:"阴阳者,天地之道也,万物之纲纪,变化之父母,生杀之本始,神明之府也。"明确指出阴阳乃是宇宙中一切正常微妙变化的主宰和动力。就人体而言,心主一身之火,属阳;肾主一身之水,属阴。在生理状态下,位居于上的心火,必须下降,以温养肾水,位居于下的肾水,必须上承,以济制心火。这一阴阳交感、互根互济的现象,又称之为"心肾相交""水火既济"。它不仅确保两脏的功能正常,同时还为协调诸脏、维持全身有序的功能活动发挥着重要的作用。显然,人之"神明"活动亦无例外地包涵其中。

朱震亨在《格致余论》中说:"人之有生,心为火居上,肾为之水居下,水能升而火能降,一升一降,无有穷已,故生意存焉。"其寥寥数语,则更进一步印证了神明寓于心肾交感之中的论点。此外,根据临床观察,当人体发生"心肾不交"的病理变化时,多呈现惊悸怔忡、健忘多梦、烦躁不安、神思恍惚、精神散乱、失眠梦遗等精神方面异常的病证。观历代医家之治,皆以交通心肾为法,常能获取捷效,且历验不爽。

参 考 文 献

[1] 北京中医学院. 中医学基础 [M]. 上海:上海科学技术出版社,1978:3-18.

[2] 刘兴仁. 再论"心主神明"与"脑主神明"[J]. 北京中医药大学学报,1996,19(1):14-16.

[3] 张立,黄晖. "心神说"与"脑髓说"统一论 [J]. 中国中医基础医学杂志,1995,1(3):13-14.

[4] 孙理军.《内经》心藏神机理浅析 [J]. 陕西中医函授,1996(1):8.

[5] 陕西中医学院中基教研室. 内经选读教学参考资料. 西安:陕西科学技术出版社,1979.
179.

（刘庆华,史丽萍,阴　斌）

第二节 经典探源，临证求真

风水、石水、涌水——关于《黄帝内经》中"水肿"初步归纳

水肿之病，首载于《黄帝内经》。散见于《素问》的《阴阳别论》《水热穴论》《评热病论》《汤液醪醴论》《平人气象论》，以及《灵枢》的《水胀》《邪气脏腑病形》《五癃津液别》等篇，为后世研究本病提供了重要的理论依据。鉴于内容较为分散，难以窥其全貌，故笔者就《内经》对水肿病的有关论述，作一初步归纳和探讨。

一、水肿病的概念

水肿病是指体内水液潴留、泛滥肌肤，引起头面、眼睑、四肢、胸腹、甚至全身浮肿的疾患。如《素问·平人气象论》说："颈脉动、喘疾咳，曰水；目裹微肿如卧蚕起之状，曰水。"《素问·水热穴论》谓："水病下为胕肿大腹，上为喘呼，不得卧者，标本俱病"。而《灵枢·水胀》则对水肿之描述更为详尽，如云："水始起也，目窠上微肿，如新卧起之状，其颈脉动，时咳，阴股间寒，足胫肿，腹乃大，其水已成矣。"指出了水肿初起，常先见目胞微肿，旋即肢体浮肿，渐大形成腹部水肿，或颈部脉搏动甚，咳而气喘，而不得平卧。综上述论点与现代医学所谓人体血管外组织间隙，发生体液积聚时，称为水肿的含义基本一致。

二、水肿病的分类

考《内经》本无水肿之名，但称之为"水"、或云"水胀"、或曰"溢饮"。《内经》又根据不同症状特点将其分为风水、石水、涌水三类。

（一）风水

风水一症，又名肾风。张景岳注："肾主水，风在肾经，即名风水。"其有关论述涉及《素问》的《评热病论》《风论》《水热穴论》《奇病论》及《灵

枢·论疾诊尺》等篇。言及风水之成,由于"肾汗出逢风",或因肾风误治而为水病。观其症状多有汗出恶风、发热体痛,面目浮肿,以及面黑、小便不利等肾病风水之表现。正如《素问·风论》有云:"肾风之状,多汗恶风,面疣然浮肿,脊痛不能正立,其色炲,隐曲不利,诊在肌上,其色黑。"

(二)石水

《素问·阴阳别论》"阴阳结斜,多阴少阳,曰石水,少腹肿",《素问·大奇论》"肾肝并沈为石水",《灵枢·邪气脏腑病形》"肾脉……微大为石水,起脐已下,至小腹腄腄然"阐述了石水属于水在小腹,如石之沉于下,其脉沉的一类水肿病。

(三)涌水

"肺移寒于肾为涌水。涌水者,按腹不坚,水气客于大肠,疾行则鸣濯濯,如囊裹浆,水之病也。"(《素问·气厥论》)指出肺移寒于肾,阳气不化于下,则水泛为邪,客于大肠,如泉之涌乃为涌水。

脏腑失调以聚水——浅析《黄帝内经》中水肿病病机

《内经》阐述水肿的病机,主要突出脏腑功能失调以致聚水为水肿的观点。无论外感内伤,总与肺、脾、肾三脏最为密切,又与肝及三焦、膀胱等脏腑息息相关。综观《内经》所论,语焉甚详,精辟中肯,为后世治疗奠定了重要的理论基础。兹分述于下:

一、阳失宣畅,阴无以化

《素问·汤液醪醴论》:"其有不从毫毛而生,五藏阳以竭也,津液充郭,其魄独居。"说明五脏阳气被阻,遏抑不布则令津液不化为肿。从而揭示了阳失宣畅,阴无以化,是产生水液潴留的基本病机。

二、其本在肾,其末在肺

"其本在肾,其末在肺,皆积水也",语出《素问·水热穴论篇》,主要突出水肿病的发生当责之肺肾二脏。盖肾者主水,内寓元阳,为人体水液代谢之动力。肾阳充足则水津蒸腾于皮肤而为汗,气化于膀胱而为溺;肾阳不足则关门不利,聚水而从其类,故云水病本之于肾。然肺者主气,水之运行必赖肺气宣发布散,始能水道通调,下输膀胱,故有"肺为水之上源"之说。若风邪外袭,内舍于肺,气失宣降,水道不通,风遏水阻,发为水肿,则言其标在肺。

三、中州不运,其制在脾

《素问·阴阳别论》"三阴结,谓之水",意指水肿之病与手足太阴肺脾相关。盖脾居中州,运化水湿,其有"转味入出"和"散精"作用,故能"制水"。后世张景岳彰扬经旨,补充"水惟畏土,其制在脾"之说,遂使水肿病机理论更臻完善。况且脾之与胃,互为表里,同属中土,又为胃行其津液,则"肾者胃之关也,关门不利,故聚水而从其类也"(《素问·水热穴论》)的论点,也实寓"其制在脾"之深意。

综上,《内经》论肿,莫不与阳失宣畅、水津不化、涉及肺脾肾三脏功能失职关系至密。除此之外,尚有"肝脉……其耎而散色泽者,当病溢饮。"(《素问·脉要精微论》)和"三焦不写,津液不化,水谷并行肠胃之中……水溢则为水胀。"(《灵枢·五癃津液别》)等记载,说明肝之藏血、疏泄功能失职,三焦决渎气化功能失司,亦可导致聚水而成为水肿。

平治于权衡,去菀陈莝——《黄帝内经》 治"水"总则

水肿之病,于《内经》中曰"水",或谓之"水胀",其治疗散见于《素问》《灵枢》多篇。究其内容,虽详于针刺而疏于方药,但对其治则和治法的论述,约而周详,蕴意幽深,开后世治疗水肿病之先河,至今仍具有重要的临床指导意义。

笔者结合有关经文,归纳总结,试作如下之探析。

《素问·汤液醪醴论》提出"平治于权衡""去菀陈莝"的治疗总则,前者着眼于"权衡",后者侧重"去"邪。

一、"平治于权衡"

"权",秤锤;"衡",秤杆。意指治疗水肿时务要衡量病之轻重缓急,恰当取舍,以平调阴阳的偏盛、偏衰。《素问吴注·卷四》:"平治之法,当如权衡,阴阳各得其平,勿令有轻重低昂也。"张景岳引申其义,有云:"水胀一症,其本在肾,其标在肺……肺主气,气须何法以化之?……肾主水,水须何法以平之?然肺金生于脾,肾水制于土,故治肿胀者,必求脾、肺、肾三脏,随盛衰而治得其平,是为权衡之道也。"又,喻嘉言则强调:"脾足以转输水精于上,肺足以通调水精于下,而其权尤重于肾司开阖、主水液。所谓平治于权衡者,即权衡肺脾肾三脏。"考仲景治水之越婢加术汤,为权衡在肺,立真武汤则权衡在肾,《济生方》拟实脾饮乃权衡于脾,皆属平治于权衡之义。

二、"去菀陈莝"

"菀",通郁,郁积也。陈,陈旧。"莝",铡草曰莝。王冰注云:"去菀陈莝谓去积久之物,犹如草莝之不可久留于身中也。"观此原则,用之临床有二义:其一,排除体内郁积过剩之水液,包括逐水、导痰、蠲饮、通泄等法。故凡遇通利、攻逐、荡涤之类尽属其中。如《千金》之大腹水肿方,以及十水丸、神佑、禹功、舟车等古方的应用,皆"去菀陈莝"之类。其二,含有去除血脉中陈旧郁积之意。《灵枢·小针解》:"菀陈则除之者,去血脉也。"即言针刺放血法,正如《太素》所云:"有恶血聚刺去也。"我院郭霭春教授将此句直译为"去瘀血、消积水",于义更为深切。盖血水同源,关系尤密,前人不乏阐述。因此,水肿患者常在直接利水发汗无效时,酌情予以活血化瘀药物,往往可奏殊功。近年来临床运用此法治疗急慢性肾炎、心源性水肿等每获良效,其理论即源于此。

《黄帝内经》治"水"之法

观《内经》有"微动四极,温衣,缪刺其处,以复其形。开鬼门,洁净府,精以时服"(《素问·汤液醪醴论》)及"肾俞五十七穴,积阴之所聚也,水所以出入也"(《素问·水热穴论》)等记载。不仅概括了治水之大法,而且还提出了针刺五十七穴与缪刺等其他疗法,以垂示后世。

一、治疗大法

"开鬼门、洁净府",语出《素问·汤液醪醴论》,既是治疗水肿的基本方法,也是驱除水气的重要手段。

1. "开鬼门"指发汗法

肺主皮毛,为水之上源,故发汗寓有宣通肺气之意,令水邪以汗而透,从皮毛而驱。历代注家多倾向此说,如张志聪谓"鬼门,毛孔也,开鬼门,发表汗也"。观《内经》以后,仲景以防己黄芪汤治风水表虚、越婢加术汤治里水郁热等等。主张"腰以上肿,当发汗乃愈",正是此意。后世更遵循经旨,立疏风解表、宣肺行水、表里分消等法治疗头面先肿,渐及全身之阳水,皆属"开鬼门"之类。

2. "净府",膀胱也

"洁净府"乃通利小便之意。张景岳云:"净府,膀胱也。上无入孔,而下有出窍,滓秽所不能入,故曰净府。"膀胱者,津液之府,气化则能出,与肾相表里,故利小便寓有温通气化之义,使水邪从膀胱而泄。仲景谓"腰以下肿,当利小便",则与经文不悖。名医秦伯未言利尿之法"用于水在里,肿在腰以下。……药如车前、泽泻、茯苓、猪苓、大腹皮、冬瓜皮、木通、防己、葫芦瓢"等,验之临床,颇有良效。他进而指出:"膀胱司小便,为水湿的主要出路,……利尿法通用于表、里、虚、实、寒、热证候。"观此,强调了本法在论治水肿中的普遍意义。

二、针刺疗法

针刺疗法在《素问》的《骨空论》《水热穴论》《汤液醪醴论》等多篇中均有记载。主要包括刺络、刺经、放血等诸法。

1. 刺络

施以"缪刺"。《素问·缪刺论》:"夫邪客大络者,左注右,右注左,上下左右与经相干,而布于四末。其气无常处,不入于经俞,命曰缪刺。"缪刺系指左病取右,右病取左的一种交叉刺法,功专疏通阳气、温化水气,以去其大络之留滞。张志聪认为"缪刺以调血气",即所谓治水重在调气,俾气机运行,则水邪自消。

2. 刺经

针刺经脉俞穴之意。《素问》的《骨空论》和《水热穴论》均提及治水"五十七穴",或称"水俞五十七穴"皆与肾之经脉有关。因其穴为阴气所积聚,水液所入出,若水气稽留则病水。通过针刺其俞穴可泄邪行水,故"五十七穴"均能治水。验之临床,确有良效。对五十七穴的认识,各家看法不尽一致,有待进一步研究。

3. 放血

放血指针刺放血疗法。因血之与水关系密切,故适用于肿而血脉盛满患者。即是通过泻其恶血,达到"祛瘀生新",以疗水肿的目的。正如《素问·针解》与《灵枢·小针解》所谓"出恶血""去血脉"之意。然此法仍属"去菀陈莝"之畴,即针刺泻血,或引申其义应用药物化瘀,均可消水以治肿。

三、辅助疗法

"微动四极,温衣"语出《素问·汤液醪醴论》。二者功擅护卫和振奋阳气,以利疏通,进而温化水气,故有助于水肿的消散。

1. "微动四极"

四极即四末,四肢也;微动者,即四肢作轻度运动,可促使阳气的流布,有助于水肿的驱除。王冰谓:"微动四肢,令阳气渐以宣行。"此法类似现代体育保健疗法,值得重视。

2. "温衣"

温衣指注意衣服保暖,以护卫肌肤之阳,故张志聪曰:"温衣,以暖肺气",又,张景岳说:"欲助其肌表之阳而阴凝易散也。"可谓一语中的。

四、放腹水法

《灵枢·四时气》载有放腹水的具体方法和步骤，颇具临床价值，值得深入发掘。如篇中有云："徒疢，先取环谷下三寸，以铍针（注：九针之一）针之，已刺而筩之，而内之，入而复之，以后其疢，必坚，来缓则烦悗，来急则安静，间日一刺之，疢尽乃止。"应注意的是，于针刺时，必急刺之，缓则会令病人烦闷，速则可使病人安静。续文还指出以针去水的同时，尚要做到药补与食忌等护理事宜，以防止复发。此术几乎于现代临床放水术的操作要领相吻合，实在令人称奇。"环谷下三寸"的部位待考，惟杨上善认为"环谷当是脐中，脐下三寸，关元之穴也"，可供参考。

总之，本文在归纳、引证《内经》原文基础上，对其治疗水肿的原则及诸多方法进行了系统地总结与探析。《内经》提出"平治于权衡"的治疗总则，实寓有"治水胀者，必求肺脾肾三脏，随盛衰而治得其平"之深义。至于"去菀陈莝""开鬼门""洁净府"以及针刺治水"五十七穴""缪刺""放血"等治则治法，可谓内涵丰富、蕴理幽深。无疑为促进和发展后世治疗水肿病的诸多手段，提供了极为重要的理论依据。

《内经》认识水肿的发病，突出了以五脏为中心的整体观念：提出"去宛陈莝""开鬼门，洁净府"的治则与大法，乃是驱除水液潴留的重要手段，尽管它应用于水肿实证，属于治标范畴，但在"平治于权衡""微动四极""温衣"等论述中，已蕴温阳，通阳之内涵，则又不失"治本"之义。

综观全文归纳，不难看出，《内经》对于水肿病的阐述，虽散见于各篇之中，但究其内容，精而周详，语意幽深，乃足资后世的研讨和借鉴。

参 考 文 献

[1] 程士德主编.《内经》[M]. 北京：人民卫生出版社. 1987.

[2] 程士德主编.《内经讲义》[M]. 上海：上海科学技术出版社. 1984.

[3] 中国中医研究院中医研究生班编.《黄帝内经注评》[M]. 中国中医研究院. 1980.

[4] 北京中医学院主编.《内经讲义》[M]. 北京：人民卫生出版社. 1960.

[5] 秦伯未原编；余瀛鳌重订.《内经类证》[M]. 上海：上海科学技术出版社. 1962.

试论《黄帝内经》阳亢"煎厥"与镇肝熄风汤

"煎厥"，古病名，是指阳气亢极，煎熬真阴而致气逆昏厥的一种病证。《太素》卷三作"前厥"，谓"前厥即前仆也"。然多数注家认为"煎"乃煎熬之意，如姚止庵注"以火煮物曰煎"，吴昆云"烦扰乎阳，则阳气张大而劳火炎矣。火炎则水干，故令精绝……孤阳厥逆，如煎如熬，故曰煎厥"于义更为深切。显然，阳气"烦劳则张"乃是酿成"煎厥"的主要因素。

"煎厥"一病，语出《素问·生气通天论》，其云："阳气者，烦劳则张，精绝辟积，于夏使人煎厥。目盲不可以视，耳闭不可以听，溃溃乎若坏都，汨汨乎不可止。"寥寥数语，集煎厥之病因、病机、诱因、病状及其险恶势态于一体，尽述斯疾病发之始末，可谓至精、至微。据临证所见，凡阳亢阴虚之体，每因操持过度，起居无节，或复为暑热所伤，令阳气耗散于外，阴精竭绝于内，以致孤阳外浮，真阴失守，终成气逆而厥。其轻者，目冥耳聋；重者，猝然跌仆，昏愦无知。由此可见"阳气者，烦劳则张，精绝"之旨，为汉唐以降确立中风病的基本病机——阴虚于下、阳亢于上，奠定了理论基础。

据山雷《中风斠诠》释说："目冥耳聋已是天旋地转、日月无光之候。更申之以愦愦乎、汨汨乎二句，无非形容其昏然无识，莫名所苦之状。谓非肝阳暴动、眩晕昏昧、猝厥猝仆之病而何？"又近代名家张锡纯，著《医学衷中参西录》援引《素问》之厥，有云："《内经》初不名为内中风，亦不名为脑充血，而实名为煎厥、大厥、薄厥……细思三节经文，不但知内中风即西医所谓脑充血，且更悟得此证治法，于经文之中，不难自拟对证之方，而用之必效也。"遂创制镇肝熄风汤，倍受后世之推崇。原著谓是方主治内中风证，其脉弦长有力，或上盛下虚，头目时常眩晕等证，与今之高血压、脑血管意外之发病颇相符合。观其组成，配伍精当、不悖经旨，匠心独具，试析于下。

《内经》云"烦劳则张"，即肝阳上亢，气逆血升，治以三降：一曰石类沉降，拟代赭石之沉降而寒，奏自上而下镇坠之功，尤适阳亢暴张之候；二曰介类潜降，以牡蛎、龟甲咸寒入肾，协龙骨潜摄升动之浮阳，行自下而上沉潜之力，尤适阴不恋阳之阳亢者；三曰木类引降，宜怀牛膝引气血下行，协同诸药具有向导之功。

《经》云"精绝"，系本于肾虚，法当补之。拟"四阴"之法：一曰滋阴，取玄参之滋肾填阴以涵肝木，又协同龙骨、牡蛎、龟甲而息肝风；二曰养阴，取天门冬入肺，益水之上源，下通足少阴肾，乃金水相生之义；三曰化阴，宜白芍甘草之"酸甘化阴"，滋化源而柔肝体，以收肝木之张，缓肝之急；四曰育阴，以龟甲、牡蛎之属，虽具潜降之力，但二药合用可令肾水得育、肝木得涵，则内风自息。

上述诸药专事阴柔重镇，故佐以"二和""一舒"之施。即和顺肝木条达之性，拟禀初春少阳生发之气而生的茵陈，以遂其条达畅茂之机；和中健脾，防肝木之乘伐，虑本方重镇阴凝有伤脾阳，故予生麦芽以助中土之运化。盖肝阳亢，其气横决，故宜舒之，拟川楝子横走厥阴，于畅达之中可助上下之滋降。总之，全方重镇肝阳而不伐肝体；滋填肾精而不碍中土。虽名镇肝，实则柔、养、舒、和尽寓其中。

试论《黄帝内经》阴气"冒明"与局方黑锡丹

《素问·四气调神大论》曰："天明则日月不明，邪害空窍，阳气者闭塞，地气者冒明。"此言天不藏德，彰然外露，则日月昏暗无光以致天地否隔，邪乘虚窍而入，于是天气闭塞，沉浊之地气遮蔽光明，则酿成灾害。高世栻注："邪害天之空窍，则所谓阳气者，闭塞于上而不下降矣；邪害地之空窍，则所谓地气者，昏冒其明而不上承矣。"尤怡亦云："阳气，天气也；阴气，地气也。天气不治，则地气上干矣，故曰：阳气者闭塞，地气者冒明。""冒"有蒙蔽之意，"冒明"即指昏冒而不明也。观此经文，系举气候恶劣为例，道明四时失序，阴阳乖乱，灾害百端的自然景象。故于下文则有"云雾不精，则上应白露不下。交通不表，万物命故不施，不施则名木多死……与道相失，则未央绝灭"等记述。显然，"阳气者闭塞，地气者冒明"则是酿成灾害横生的关键之句。盖天气下降，则地气上升，若天气郁闭不通，则地气昏冒不能上承。究其经旨不过是借天喻人，实指人之阳气闭塞，令浊阴之气上泛无制，终成阴气"冒明"之病患。正如吴昆注云："所喻者何，言人之真阳不可泄露，当清净法道以保天真，苟真阳泄露，则虚邪入于空窍，而失其精明矣。"

具体言之，这一理论指导临床有如人之真阳郁闭，肾气摄纳无权，故阴气"冒明"上淹心肺之阳，则呈现面青冷汗、四肢厥逆、痰壅气喘等真阳欲脱、上实下虚之重证。

考《太平惠民和剂局方》载有黑锡丹一方，以温阳破阴与重镇摄纳并举，主治真阳虚惫，肾不纳气，浊阴上泛，上盛下虚，以致痰壅气喘，冷汗厥逆，舌淡苔白、脉来沉微等沉疴。其制方之意与上述经旨颇合，解析于下。

石类镇降 取黑锡甘寒，秉北方癸水之气，阴极之精，质重实有镇坠归下之功；硫黄大热扶阳，号为火精，助命门之火使其周布，始能上贯心肺以为"云雨"。二药一寒一温，皆重镇而降，遂使上冒之"地气"得散，闭塞之"天气"得开，俾阳升阴降，方得其平。此外，方中又参以阳起石之味咸性温，直趋命门，温肾助阳，以除寒积。

木类助降 取沉香辛苦性温，落水不浮，以降气纳肾；木香味辛而苦，下气宽中，中宽则益于上下交通。二药一主降气，一主宽中，令上下通达，可助石类重镇而启火破阴。

回阳补火 拟附子味辛大热，为峻补先天命门真火之要药，救阳气之欲脱；肉桂辛甘大热，气味纯阳，重在鼓动命门之火蒸腾于上。二药并用，上抑地气之冒明，下启阳气之闭塞。

温肾散寒 宜补骨脂、胡芦巴暖丹田、补命火、散寒邪，与桂附相辅以温壮肾阳。

温脾暖土 取肉豆蔻、小茴香之辛温气香，温脾暖胃，斡旋中焦之枢机，以助下焦命火得以启发。

上述回阳、温肾、暖土三法，可令元阳充、脾阳运、命火旺。譬如经云"天气，清净光明者也"，俾使离照当空、阴霾自行消散。此外，犹恐温燥太过,故用川楝子苦寒以为反佐,且有疏肝利气之用,协同诸药,共奏扶阳重镇、温壮下元、标本兼顾之功效。

试论《黄帝内经》清阳不升与益气聪明汤

《素问·阴阳应象大论》有"清阳为天,浊阴为地;地气上为云,天气下为雨;雨出地气,云出天气"之记载。意指自然界的清阳之气上升而为天,浊阴之气下降而为地;地气蒸发上升而为云,天气凝聚下降而为雨;雨虽下降于天,却是地气之所化;云虽是成于地气,却赖天气的蒸发。若究其经旨,是以天地云雨的形成为例,阐明了自然界阴阳之气的清浊升降,以及互根转化的规律。故承前文又云"清阳出上窍,浊阴出下窍",乃言人体的生理变化亦如同天地阴阳升降之理。故马莳注曰:"言人之阴阳,犹云之升,雨之降,通乎天地之气也。"语焉虽简,却颇为中肯。

观文中之"上窍",是指耳、目、口、鼻等头面部七窍。"下窍",系指前后二阴。这里的"清阳",可引申为呼吸之气及发声、视觉、听觉、味觉等功能赖以发挥作用的精微物质。若清阳不升,不能上奉,则势必导致各种功能的衰退甚或失灵。由斯观之,《内经》阴阳清浊升降出入理论,对于解释人体某些生理现象、病理变化,乃至临床实践均有重要的指导意义。正如《黄帝内经素问校释》说:"本节所论阴阳清浊升降出入的理论,为后世治疗学的多种方法提供的依据。"例如临床上治疗耳目不聪所沿用的益气升阳之法,即导源于此。

考李杲于《东垣试效方》中,载有益气聪明汤,是为中气不足,清阳不升所致之内障目昏、耳鸣耳聋等症而设。方由黄芪、甘草、人参、升麻、葛根、蔓荆子、白芍、黄柏所组成。功擅益气升阳、聪耳明目。然值得指出的是,李氏在宗承《内经》理论的基础上,进一步强调居于中焦的脾胃,乃是人体精气升降的枢纽。只有中气充盈、脾胃健运,方能维持"清阳出上窍,浊阴出下窍"的正常升降运动。故于该方重在补中益气,俾化源充足,升降有序,则清阳之气为之上举,其诸恙自除。

《内经》云"清阳出上窍",即十二经脉清阳之气皆上于头面而走空窍。

方中取人参、黄芪甘温以补中、甘草甘缓以和中,三药合用资后天,益脾胃,冀"清阳之气"得以化育,此澄源图本之治也。

大凡清阳不举,上窍不利,则诸恙难除。故选葛根、升麻、蔓荆之轻扬升发,意在鼓舞胃中清气速以上行而充养于头面。于是中气既足,清阳以升、上窍通利,其耳目不聪之候安能不愈。

盖目为肝窍,耳为肾窍。故方中又取白芍之敛阴和血,黄柏之益肾生水。二者平肝滋肾,以行向导之功,即引诸药上趋耳目而共奏功效。

阴斌按:《内经》是中医理论的渊薮,也是临床治疗学的始祖。纵观历代名贤以及颇具创见的医学流派,无不奉之为临证圭臬。考《内经》一书之论治,多详于针刺而疏于方药。笔者于研读之中细玩经旨,且偶有所得。今不揣谫陋,就《内经》中有关理论指导后世遣方三则的体会,略作探析。

综上所述,一为阳气亢张,有升无降;一为阳气闭塞,浊阴上泛;一为清阳不升,上窍不利。此俱属阳气失常以致阴阳失序之病变也。观文中经旨,蕴理幽深,颇能启迪后学,故为后世之研医制方提供了重要的理论依据。其所列举之三方,尤以黑锡丹与镇肝熄风汤之治,乃同疗上实下虚之候,共举镇降摄纳之施,但一为破阴,一属破阳,二者对峙呼应。推其病机犹冰炭殊途,故其所治判若霄壤。

试谈张锡纯对《内经》理论的临证发挥

张锡纯,字寿甫,系近代具有革新求实精神的杰出医家。观其治学之道,远自农轩,近至明清,旁及西人新说,无不深究博览。然张氏对于《内经》之论,尤为推崇,并奉之为"医学鼻祖"。仅据《医学衷中参西录》所载,其引经探源,发微妙用之处屡见不鲜。笔者愿尽择其要,归纳研讨,以昭示张氏发挥《内经》理论之精义。

一、思求经旨,注重升降

张氏临证,尤重人体脏腑气血之升降,常思求经旨,熔理、法、方、药于一炉,屡奏殊功。如张氏深考《灵枢·五色》"大气入于脏腑者,不病而卒死"

之语，始悟"大气既陷，无气包举肺外以鼓动其翕辟之机，则呼吸停顿，所以不病而卒死也"。遂首创大气下陷之说，乃设升陷汤，以黄芪、知母补润相济，升麻柴胡引下陷之气上升，桔梗载诸药上述于胸中，主治"气短不足以息，或努力呼吸似喘，或气息将停"等诸症。张氏又据其不同兼症，分别制定回阳、解郁、醒脾等升陷汤，皆拯救已陷之气于危难，而力挽沉疴，令人折服。

考中风之病，"自唐、宋以来，不论风之外受、内生，浑名曰中风"。张氏为揭示本病实质，澄清中风概念，遂援引《素问》之"厥"，断言"内中风之证，曾见于《内经》……而实名之为煎厥、大厥，薄厥"，进而道明类中之成，"因怒生热，煎耗肝血，遂致肝中所寄之相火，掀然暴发，挟气血而上冲脑部，以致昏厥"。故张氏独具匠心，巧立镇肝熄风汤，以镇摄肝阳之暴张，涵育肝肾之阴虚，顺应肝木之条达，则使升腾冲逆之气血得以平降。

此外张氏论及中风，还据《灵枢·海论》"上气不足，脑为之不满"之经旨，谓"气之上升者过少，又可使脑部贫血，无以养其脑髓神经"导致"头重眩晕，精神昏愦，或面黄唇白，或呼吸短气，或心中怔忡"甚至"猝然昏仆，肢体颓废或偏枯"。显然此与前述之中风病机迥异，法当以虚论治，宜升补气血为首务。综观所设干颓汤、补脑振痿汤、加味补血汤，三方皆重用黄芪峻补元气、升提胸中大气，协同补益肝肾、养血通脉之品增损，"俾大气充足，自能助血上升"，则诸恙悉除。

张氏治吐衄之证，"独本《内经》吐血、衄血，责重阳明不降之旨"乃崇《素问·厥论》"阳明厥逆……善惊衄，呕吐"之训，并称此为"煌煌经言，万古不易"，从而刻意发挥，相继制定疗吐衄之众多名方。诸如固热吐衄的寒降汤，因寒吐衄的温降汤，因郁吐衄的秘红丹，因吐衄而致阴虚不能制阳的清降汤，因吐血过多、气分虚甚的保元寒降汤等，均举代赭石或半夏为主将，乃不失独降阳明之宗旨。

二、痨瘵肝病，治取中宫

大凡诸虚痨瘵、症情纷繁，治之棘手。然张氏疗斯症，别出手眼，独取中宫，俾化源充足，则收事半功倍之效。如创资生汤，重用山药，辅以于白术、鸡内金，即"脾为后天之本，能资生一身"之意。考此法实遵"二阳之病发心脾"之经旨，故云"心有隐曲，思想不得自遂，则心神怫郁，心血亦遂不能濡润脾土，以成过思伤脾之病。脾伤不能助胃消食，变化精液，以溉五脏"，发为女子则不月，传为风消、传为息贲，痨瘵成矣。其治当彰扬经义，惟淡泊寡欲，扶脾益胃，乃为求本之施。

又张氏论治肝病，最忌伐肝，首重调养中气。他主张治肝之大法，应遵《内经》"厥阳不治，求之阳明"旨意，旁及仲景"见肝之病，知肝传脾，当先实脾"之说，而治从中宫。如云："欲治肝者，原当升脾降胃，培养中宫，俾中宫气化敦厚，以听肝木之自理。"抑或少用理肝之药，"亦不过为调理脾胃剂中辅佐之品"。观张氏军制之"升降汤"，治肝病胸胁胀满、不能饮食。方取台参、黄芪、白术、陈皮、鸡内金之属，实"窃师《内经》，求之阳明"之佐证。

三、变通经方，灵活运用

张氏向读《内经》皆"挨行逐句，细细研究"，且对书中"十三方之体会，饶有心得，多有发挥"。如《素问·腹中论》载"以四乌鲗骨，一藘茹，二物并合之，丸以雀卵……饮以鲍鱼汁"，主治血枯精亏，为调血补虚之良方。张氏师从此法，更新药味，创理冲汤疗经闭，产后恶露，结为症瘕，男子痨瘵等症。方以黄芪、白术、山药益气补脾，知母、花粉凉润滋阴，鸡内金化其脾滞，尤用三棱、莪术以消瘀血。全方寓补于消、功效卓然，与经方实有异曲同工之妙。此外张氏还喜用乌鲗骨（海螵蛸）、藘茹（茜草）灵活参入治疗女子崩漏带下等方中，诚属画龙点睛之笔。

观《灵枢·邪客》篇有半夏秫米汤治疗目不得瞑之论述。张氏深悟此方精义，视其方既能"通阴阳，和表里"，又使"胃气调和顺适不失不行之常"，故令人瞑目安睡。他曾指导门生高如壁治刘姓不寐一案，而"因其心下发闷，遂变通经方，先用鲜菜菔四两切丝，煎汤两茶杯，再用其汤煎清半夏四钱服之"，当晚奏效，连服数剂而愈。又张氏主治徐某心虚不寐，于"清肝火、生肝血、降胃气、滋胃汁"之诸药中，特别指出"方中赭石与山药并用，其和胃降胃之力实优于半夏秫米,此乃取古方之义而通变化裁,虽未显用古方而不菅用古方也"。可见张氏治学,颇具遵古不泥,锐意革新之风范。

四、审察病机,以经指导

张氏临证,谨守病机、各司其属。然以《素问》病机十九条指导实践者,亦不鲜见。如治臌胀一证,认为其病机当责之于脾,系宗"诸湿肿满、皆属于脾"之意也。他指出:"脾若失其所司,则津液气化凝滞,肿满即随之矣。"即脾病不能流通,继而气、血、水三者交互为患,则臌胀乃成。故施治之法莫不以理脾为先。观张氏所设之鸡胵汤、鸡胵茅根汤及化瘀通经散等方,分治气臌、气水相兼与血臌之证。三方共取内重、白术,一化脾之瘀滞,一助脾之升运。于此可见一斑。

又张氏治痢,论焉甚详,制方众多。他颇赞唐容川《内经》云:诸呕吐酸,暴注下血,皆属于热。下迫与吐酸同言,则知其属于肝热也……盖痢多发于秋,乃肺金不清,肝木遏郁"之说。细思此论虽云秋日多痢,金气乘之,但总以肝热木旺为其根本。故张氏于化滞汤、燮理汤、天水涤肠汤、变通白头翁汤等方中,不论痢之新久药与白芍、甘草相参为伍,以泻肝热,缓肝之急,而扬其经旨。

五、调冲理血,擅治妇科

张氏虽以内科见长,但又擅治妇科。若概其大要,多溯源经旨,首重调冲,更专于理血。张氏于治妇科病中尤其强调冲脉之特殊作用,谓"冲与血室相通,在女子则上承诸经之血,下应一月之信""冲与血室为受胎之处",实秉《素问·上古天真论》"太冲脉盛,月事以时下,故能有子"之训,以阐明冲脉对女子月经及胎孕具有重要的影响。若调脉失调,尽可导致经血不调、赤白带下及胎前产后等诸多疾患的发生。故张氏创制理冲汤(丸)治经闭癥瘕,安冲汤治经水过多,温冲汤治宫寒不育,固冲汤治血崩不已。又据"冲脉上逆""冲脉滑脱""冲脉瘀阻"之理,遂分别指导治疗倒经恶阻、带下、痛经等诸病,莫不随手奏功。

大抵女子以血为主，而经带胎产诸病无不以血为用事，医之常理也。张氏不仅精于此道，更甚于《内经》"中焦受气，取汁变化而赤是谓血"的理论思想，强调血之化源在脾。故主张理血调经，尤贵在善补脾胃，方能相得益彰。纵观论治女科的十七首方中，有十六首施用理血之药，而理血又重在补脾。如临证喜用白术、山药之燥润相济，阴阳并治，参入"四冲汤"、清带汤、资生通脉汤及加味麦门冬汤诸方，均奉之为主药。由斯观之，将理血（养血）与补中之法相行并举，无疑是张氏擅治女科的另一特色。

总之，除上述归纳研讨之外，尚有痹证、腰体疼痛、癃闭、温病，小儿风证等诸疾，亦不乏旁搜经旨之例，散见于《医学衷中参西录》一书。凡此种种，不必悉举，则足以显现张氏临证，其穷经探源、巧思妙用、制方严谨之功力尤为超人。

参 考 文 献

[1] 盐山，张锡纯. 医学衷中参西录 [M]. 石家庄：河北人民出版社，1974.

[2] 程昭寰. 衷中参西的张锡纯 [M]. 北京：北京燕山出版社，1986.

钱乙对《黄帝内经》小儿特点、五脏辨证及其诊治的研究

钱乙，字仲阳，宋东平郡（今山东郓城东平）人，约生活于北宋仁宋至徽宗年间（公元 1035—1117 年），终年 82 岁，著有《小儿药证直诀》（以下简称《直诀》）三卷传世，是历史上最享盛名的儿科大家。

钱氏上世为钱塘人，本吴越王钱俶支属。至曾祖钱赟，北迁郓州。父钱颢，善针医，然嗜酒喜游，一旦隐匿姓名东游海上而不返。乙方三岁，母前死。姑嫁吕氏，衰其孤寂而收养为子。稍长，随吕君习医，至吕将殁，乃告以家世，乙号泣请往寻迹，凡五六返乃得知父之所在，又积数岁，迎父以归，届时乙年 30 余岁。后经七载，父以寿终。

钱氏为医，于 20 余岁，当初以《颅囟方》而著名山东。40 岁左右，乙声名大噪，至元丰年中（公元 1038—1084 年），宋神宗甥女患泄利将殆，召乙

诊治而愈,乃授以翰林医官,明年,皇子仪国公病瘛疭,国医未能治,再召乙诊视,进黄土汤而愈。神宗遂提升乙为太医丞,而留住京师。约 10 年后乙患周痹,辞官归里,终卒于故居。

钱氏平生精于儿科,亦通各科,他尤邃本草,搜创新方,且多识物理,喜观气象,于诸书无不涉猎。刘跂于《钱仲阳传》赞曰:"乙非独其医可称也,其笃行似儒,其奇节似侠,术盛行而身隐约,又类夫有道者。"

钱氏著作较多,有《伤寒论指微》五卷,《婴孺论》百篇,《钱氏小儿方》八卷,《小儿药证直诀》三卷。惜前两书已亡佚,故《小儿药证直诀》一书便成为钱氏现存唯一的传世之著。

《直诀》共三卷:上卷论述脉证治法 47 条;中卷载医案 23 则;下卷列方 114 首。其后附有钱氏弟子阎季忠著《阎氏小儿方论》,山东东平董汲著《小儿斑疹备急方论》,河间刘跂所撰《钱仲阳传》等。考编次者阎季忠(《永乐大典》作阎孝忠),宋大梁(今河南开封)人,官至宣教郎,因幼时多疾,屡经钱氏医治而痊,故潜心钻研钱氏医学,并收集钱氏方书,为其整编而成《小儿药证直诀》。

《小儿药证直诀》在其学术上远溯《灵》《素》,近师南阳,并结合儿科特点,验之临床,刻意发挥,是一部突出儿科辨证施治及整体观念的专著,也是世界上现存第一部以原本形式保存下来的儿科名著,对后世儿科学发展有深远的影响。该书系统反映了钱氏的学术思想,并为研究钱氏在儿科学上的贡献提供了唯一的依据。诚如《四库提要》所云:"小儿经方,千古罕见,自乙始别为专门,而其书亦为幼科之鼻祖,后人得其绪论,往往有回生之功。"明代宋镰亦说:"钱乙深得张机之阃奥,而撷其精华,建为五脏之方,各随其宜。肝有相火,则有泻无补;肾为真水,则有补无泻,皆启《内经》之秘,世以婴孺医目之,何知乙之浅哉。"可见钱氏之《小儿药证直诀》深受历代医家所重视,同时也反映出钱氏的治学思想,莫不以《内经》理论为其渊源。

其研究《内经》的主要成就如下:

一、阐发儿科的特点

小儿不是成人的缩影,而是有他一定的特殊性。无论在生理病理、阴阳的对立统一与消长转化等方面，均与成人有所区别，而且年龄越小，其差异越大。认识和掌握这些特点，是儿科能够发展成为一门独立学科的先决条件。

钱氏深考《灵枢·逆顺肥瘦》"婴儿者，其肉脆，血少气弱"之理，旁及《诸病源候论·小儿杂病候》"小儿脏腑之气软弱，易虚易实"等说，结合临证体验，遂对小儿生病理的特点，作了深入的研讨。

（一）小儿生理

钱氏认识小儿生理，着眼于胎儿发育的状况。他在《直诀·卷上》说："儿在母腹中，乃生骨气，五脏六腑，成而未全。"于出生之后继续发育，即"长骨脉""长生脏腑""智意"。古人所谓"变蒸"，就是婴儿在发育过程中出现的周期性生理变化。在"变蒸"之后，即齿生而能知喜怒，当脏腑"始全"，但犹是"全而未壮"。因此"脏腑柔弱""血气未实"乃是小儿生理的主要特征。

《直诀》中提出"肾主虚，无实也"的论点，概括了小儿生理的另一特点。盖肾为先天之本，小儿之禀赋根于父母，所谓"以母为基，以父为楯"（《灵枢·天年》）。但于出生之后又赖后天水谷的滋养，所谓"肾者主水，受五脏六腑之精而藏之"（《素问·上古天真论》）。所以小儿察禀赋不足尚须后天资培，并在其主长发育中逐步完善。又《素问·上古天真论》还说："女子七岁肾气盛，齿更发长……丈夫八岁肾气实，发长齿更。"可见，小儿肾气未充，也无欲念，故钱氏确立了"肾主虚"的论点。正如张山雷《小儿药证直诀笺正》云："肾主先天之真阴，其长成极迟。稚龄无欲念……故儿科无肾实之病。"

（二）小儿病理

钱乙宗奉《内经》"婴儿者，其肉脆，血少气弱"之旨，认为小儿脏腑柔弱，故在日常或治疗过程中，正气既易变伤，邪气亦易入侵，一旦患病则势必形成"易虚易实，易寒易热"（《小儿药证直诀·序》）的病理特点。鉴于小儿患病初起，一般为实证、热证多，而且容易呈现阳热亢盛、津液耗伤之象，因此钱氏十分注重寒凉治热、酸甘化阴，往往详于五脏热证而疏于寒证。这为后世万全阐明小儿"阳常有余,阴常不足"之说,奠定了理论基层。

二、确立儿科五脏证治纲领

钱氏根据《内经》五脏五行、五脏病机,以五脏虚实等理论,参阅其后诸家有关脏腑病机的论述,结合小儿证候特点,确立了小儿五脏证治纲领。

(一)五脏辨证

《小儿药证直诀·卷上》脉证治法中的"五脏所主""五脏病"等篇,即是钱氏对小儿五脏辨证的记载,也可称为五脏辨证的纲领。

"心主惊。实则叫哭发热,饮水而摇(一作搐);虚则卧而悸动不安""心病,多叫哭,惊悸,手足动摇,发热饮水"。

"肝主风。实则目直,大叫,呵欠,项急,顿闷;虚则咬牙,多欠气""肝病,哭叫,目直,呵欠,顿闷,项急"。

"脾主困。实则困睡,身热,饮水;虚则吐泻,生风""脾病,困睡,泄泻,不思饮食"。

"肺主喘,实则闷乱喘促,有饮水者,有不饮水者;虚则哽气,长出气""肺病,闷乱哽气,长出气,气短喘息"。

"肾主虚,无实也。惟疮疹,肾实则变黑陷""肾病,无精光,畏明,体骨重"。

(二)辨证意义

上述之辨证纲领,包括五脏主证、病证和虚实分证等内容,显然是以五脏为中心,以证候为依据,并以虚实寒热作为论治的准则。其中把"风、惊、困、喘、虚"归纳为肝、心、脾、肺、肾的主要证候特点,用虚实寒热来判断脏腑的病理变化,用五行来阐述五脏之间以及五脏与气候时令之间的相互关系,从而确立了五脏补泻诸方作为治疗的基本方剂,可谓提纲挈领,切合实际,临床上具有执简驭繁的作用。

(三)主证分析

《素问·阴阳应象大论》"南方生热,热生火……在脏为心",《素问·灵兰秘典论》"心者,君主之官也,神明出焉"指出心属火,而主神明。然小儿神气怯弱,易遇大声骇异,或受邪热,则使心火内动,神不守舍,故易发惊。

据《素问·阴阳应象大论》"东方生风……在窍为目"的记载,说明肝属木,主风,主筋,其声呼,开窍于目。小儿真阴不足,柔不济刚,如受邪热,热极生风,则风热相搏,故易发抽搐。

《素问·太阴阳明论》"脾者土也,治中央",《素问·阴阳应象大论》"中央生湿……在体为肉,在脏为脾"阐明脾属土,治中州,主运化水谷,主肌肉。故钱氏认为小儿运化力薄,一旦受邪,或由饮食不节,最易伤脾,脾病湿遏则现肢体困重,嗜卧疲倦懒动。

《素问·阴阳应象大论》"北方生寒,寒生水……在脏为肾",《素问·六节脏象论》"肾者……精之处也……其充在骨"言明肾属水,主藏精、主骨。然小儿禀赋根于父母,故本虚怯,血气未实。如后天失养,肾精更失于补充,一旦病及于肾,多为虚证。"惟疮疹肾实变黑陷"',是属邪热内陷之肾虚邪实证非指为肾气实。

综合上述,钱氏以风、惊、困、喘、虚高度概括了五脏的主要证候,不仅切合临床实际,更说明其理论渊源无不贯穿《内经》旨意。

(四)虚实论治

钱氏将五脏分证,列为虚实两类(包括寒热)。其所设之补泻诸方,宗"盛即下之,久则补之""热者寒之""寒者温之"的治则而确定,实不越《内经》温凉补泻,"治病求本"等原则。鉴于小儿脏腑柔弱,却生机旺盛,故感邪之后易从热化,而为阳热盛实,或损津耗液为虚。钱氏设泻心汤、导赤散、泻青丸、利惊丸、泻黄散、玉露散、泻白散、葶苈丸,分别是清泻心、肝、脾、肺实热的基本方;以生犀散、安神散、藿香散、阿胶散、地黄丸,分别为补益心、肺、胃、肝、肾之阴而退虚热的主方。

(五)重视整体

钱氏虽强调五脏本身的证治,但不拘泥,而从整体观出发,又极为重视五脏之间的相互联系,以及四时气候对脏腑的影响。

阴阳五行学说是《内经》理论体系的重要组成部分。钱氏运用五行生克制化理论，指导辨别五脏相兼病证的虚实，判断预后，以及采取相应的治法。这又是钱氏五脏辨证论治的一大特点。如肺病又见肝虚证（咬牙、多呵欠），以肝虚不能胜肺，肺金尚能制肝木，故易治。如肺病又见肝实（目直视，大叫哭，项急，顿闷），以肺久病则渐成虚冷不能制木反实侮金，故难治。若言治疗，钱氏则提出"视病之新久虚实，虚则补母，实则泻子"等法则。

在结合四时气候的论述中，钱氏把一日分为四时，一年分为四季。如早晨寅卯辰时或春季为肝旺，日中巳午未时或夏季为心旺，日晚申酉戌时或秋季为肺旺，夜间亥子丑时或冬季为肾旺。他在《直诀·肝病胜肺》中指出：肝病发于秋令肺金当旺之时（或作日浦），乃是"肝强胜肺，肺怯不能胜肝，当补脾肺治肝。益脾者，母令子实也"。在同书《肺病胜肝》中又说：肺病发于春气木旺之时（或作早晨）乃是"肺胜肝，当补肾肝治肺脏。肝怯者，受病也"。其余心病发于冬季，肾病发于夏令，脾病发于四旁等，皆育相胜轻重之变及其相应办法。据此，不仅说明五脏是相互联系的整体，同时也反映出四时五行对人体的彭响。钱氏这种结合发病时间求其病所，进行整体的调治，颇具时间医学为特点，乃是宗奉《灵枢·四时气》"四时之气，各不同形，百病之起，皆有所主"的理论发挥。

总之，钱乙的脏腑辨证虽说源于《内经》的《风论》《痹论》《痿论》《咳论》等篇，以及《难经》《金匮要略》等书，但从他所选用的五脏主证来看确有不同，这正是他结合小儿特点，发展了前人的理论之处。

三、四诊合参，尤重望诊

古谓儿科为"哑科"，是针对儿科疾病难于诊治而言。《小儿药证直诀》序云："小儿多未能言，言也未足取信"，又"脉难于消息求，证不可以言语取"（《小儿斑疹备急方论·钱乙后序》）。故钱氏论小儿诊法，既主张四诊合参，也尤为重视望诊。例如内脏对疾病的反应，不仅各有所主，互为联系，而且可以反映到体表的有关部位，因此可以通过望诊，从外察内，透过现象分析本质，从而提供诊治小儿疾病的客观依据。

（一）"面上证"

《小儿药证直诀·面上证》云："左腮为肝，右腮为肺，额上为心，鼻为脾，颏为肾，赤者热也，随证治之。"此条系论五脏在面部所主的部泣，如若面上某一部位呈现赤色，一般来说都是热证（也有假热者），所谓随证治之，是强调参考它证综合分析，然后辨证施治。此为钱氏运用《内经》予以阐扬的独特心得，奠定了后世儿科面部望诊的理论基础。

《素问·刺热》："肝热病者左颊先赤，心热病者颜先赤，脾热病者鼻先赤，肺病者左颊先赤，肾热病者颐先赤，病虽未发，见赤色当刺之，名曰治未病。"观此所述与钱乙之论颇相一致。显然，《内经》明之于前，《小儿药证直诀》发于之后，且基本上采用了《素问·刺热》的有关理论。

（二）"目内证"

《小儿药证直诀·目内证》曰："赤者，心热，导赤散主之。淡红者，心虚热，生犀散主之。青者，肝热，泻青丸主之。浅淡者补之。黄者，脾热，泻黄散主之。无精光者，肾虚，地黄丸主之。"本条是从望目之颜色来判断疾病的属性及其主治方药，同时也辨别了五脏之虚实。细观此论，既宗《灵枢·大惑》"五藏六腑之精气，皆上注于目而为之精"和《素问·脉要精微论》"夫精明五色者，气之华也"的旨意，又是对《灵枢·五阅使》"肝病者眦青……"等理论的充实和发挥。

除上述内容之外，钱氏还在《小儿药证直诀》的"杂病证""不治证"中，指出了种种有关望诊的诊察方法。这些记载，均为丰富儿科的诊法树立了典范。

四、注重脾胃，贵在调治

钱氏五脏虚实证治，详于五脏而略于六腑，然而唯对胃腑却有专论，或者脾胃并论。这是因为脾与胃在结构上有系膜相连，并通过各自隶属的经脉相互联络，在生理上，一脏一腑、一纳一运、一升一降，共同承担人体后天之给养。究其溯源，实宗《素问·太阴阳明论》"脾与胃以膜相连耳，而能为之行其津液……其脉贯胃属脾络嗌"之说。据此，钱氏认为二者生理密切，病理相关,故力倡"脾胃虚衰,四肢不举,诸邪遂生"(《小儿药证直诀·腹中有癖》)的论点。对于小儿内伤病的治疗,也尤以调治脾胃为首务。

基于对脾胃并论的认识,钱氏不但把虚羸、积、疳、伤食、吐泻、腹胀、慢惊、虫证等病,尽从脾胃论治,而且认为疮疹、咳嗽、黄疸、肿病、夜啼等病也与脾胃相关,故也可从其脾胃论治。例如他在《小儿药证直诀》书中说:虚羸是"脾胃不和,不能食乳致肌瘦,亦因大病或吐泻后脾胃尚弱,不能传化谷气";腹胀由"脾胃虚,气攻作也";积(腹中有癖)是"由乳食不消,伏在腹中……脾胃不能传化水谷";诸疳"皆脾胃病,亡津液之作也";食不消是"脾胃冷故不能消化,当补脾"';夜啼是"脾脏冷而痛";伤风兼手足冷、自利、腹胀,是因"脾胃虚怯";久咳唇白是"脾肺久病……脾者肺之母也,母子皆虚,不能相营";黄疸是"胃热""胃怯";肿病是"脾胃虚而不能制肾"等等。由此可见,钱氏认为脾胃失调乃是导致儿科疾病的治疗关键。因而他在治疗中往往调整脾胃,俾中气恢复后再图治其本病,或先攻下后再补脾,或补脾以益肺、制肾等。如"小儿虚不能食,当补脾,候饮食如故,即泻肺经,病必愈矣"等论点,均体现了钱氏宗奉《内经》贵在调治小儿脾胃的学术思想。

五、据证论治与制方调剂

《小儿药证直诀》一书,无论对论治小儿常见疾病及痘、疹、惊、疳等重症,还是在调制方剂、化裁古方、勇于创新等方面,都取得了显著的成就。然而,观其所论也不乏阐扬经旨之处,现择取数例以说明之。

(一)据证言治,以经指导

1. 肾虚

禀赋不足,肾气未充是引起小儿内伤的又一重要因素。他说:"儿本虚怯,由胎气不成则神气不足,目中白睛多,其颅即解……皆宜补肾,地黄丸主之"(《小儿药证直诀·肾虚》)。显然是据《灵枢·天年》提出的先天禀赋论而阐述的。因此钱氏认为禀赋薄弱,肾气不足也是引发小儿内伤诸病的重要因素,遂将龟背、龟胸、囟开不合、行迟、语迟、肾怯失音等病均从肾调治,用地黄丸以滋补。

2. 咳嗽

钱氏论咳，有虚实寒热之辨，多从肺治。然《小儿药证直诀·咳嗽》中，也有"痰盛者，先实脾"之说，意在说明凡因痰而致嗽者，痰为重，主治在脾。细思钱氏这种治咳不囿于肺的整体观念，实源于《素问·咳论》"五脏六腑皆令人咳，非独肺也"的理论，可见钱氏据病言治，以经指导之一斑。

3. 吐泻

小儿吐泻多发于夏秋，系因暑热内干肠胃，邪热下迫而致，又因暑必挟湿，湿热困脾、运化失司、亦易吐泻，况且小儿喜食生冷、不择洁净、易伤中阳，使寒湿下趋大肠而泻、上逆胃气而吐。钱氏深识小儿易虚易实及易寒易热的患病特点，临证既注意到气候变化对脾胃的影响，又重视用药之寒热温凉随气候变化而有所改变。因此他在《小儿药证直诀·吐泻》中指出：本病在入夏后发生，其"小儿脏腑十分中九分热"，故多实热，当用玉露散泻脾热；在中秋后发生，则脾胃以寒为主，所谓"身冷无阳"，多为虚寒，故"当补脾，益黄散主之，不可下也"；至于夏秋之间，当视脾胃寒热之多寡而间服补泻一方。纵观钱氏上述论治的思路，不外乎《素问·六元正纪大论》"以寒热轻重少多其制……用热远热，用寒远寒"之意，即所谓用温热药应避免在热天用，用寒凉药应避免在寒天用。正如后贤薛己注曰："前法即《内经》用寒远寒、用热远热之本旨。"这不仅反映出钱氏注重调治小儿脾胃的学术思想，且更可窥见其阐发《内经》理论的非凡功力，若非造诣精深，难以达到如此境界。

4. 抽搐

钱氏以早晨、日午、日晚、夜间抽搐为纲，分别主以肝、心、肺、肾四脏而独不言脾，系以脾属慢惊，"脾不主时"（《素问·太阴阳明论》），而分旺于四季故也。例如早晨寅卯辰时为肝旺，当补肾治肝。补肾用地黄丸滋水而涵木，治肝用泻青丸制肝木之亢盛，其惊搐可瘥，余脏类推。纵观钱氏以发搐时间及所主证候来推断相关的脏气，则与《素问》的《四气调神大论》《六微旨大论》《金匮真言论》等把人的一生分为生长壮老已，把一年分为生长化收藏，把一日分为鸡鸣、平旦、日中、合夜以及"肝主春生、心主夏长、肺主秋收、肾主冬藏、脾旺于四时"的观点,是一脉相承的。

(二)制方调剂,遵循经旨

1. 力求柔润

由于钱氏深受《灵枢·逆顺肥瘦》:"婴儿者,其肉脆血少气弱",以及《内经》五脏五行理论等启示,故其制方精炼轻灵,处处注意到小儿生病理特点和五脏的虚实寒热。在祛邪务尽的原则下,力求攻不伤正,补不滞邪,或消补兼施,或寒温并投,多从柔润方面狠下功夫,以求扭转时医滥用香燥刚伐药物的偏向。试观钱氏用药力求柔润而远香燥刚悍之举,也颇合于"石药发癫,芳草发狂……恐内伤脾"(《素问·腹中论》)之训诫。例如异功散系六君子汤去半夏而成,有收补而不滞、温而不燥之功,尤适小儿脾常不足、易为虚实所用。他以《金匮要略》肾气丸中去桂附之地黄丸,重在阴柔补虚,颇宜小儿阴常不足、无烦益火的特点。正如王冰所谓"壮水之主,以制阳光",同时亦是对《素问·至真要大论》"诸寒之而热取之阴"的理论发挥。

2. 以进为退

《小儿药证直诀》载有钱氏治"伏热吐泻案"。案中所述:"病吐泻不止,水谷不化",因病在六月,天暑地热,其暑热之邪"伏入腹中","热伤脾胃",遂使患儿发为"大吐泻"。奈前医误补,又施温散,以致"腹满身热,饮水吐逆"、"喘而引饮",是脾胃之气将绝之候。钱氏施治,先以白虎汤清阳明之燥邪、白饼子除胃肠之食积,后又用养阴清肺,凉心安神之品以退其虚热,复其津液,立法精当,并渐次减少药量(可参阅原书所载),以退为进,乃遵循《素问·五常政大论》"大毒治病,十去其六",《素问·六元正纪大论》"衰其大半而止"之诫,以使脏腑血气调和,诸证自平。

3. 方制精专

钱氏据《素问·标本病传论》"谨察间甚,以意调之,间者并行,甚者独行"的原则,对那些病势紧急,邪实热盛之证,更立精专之剂。例如:泻心汤用一味黄连苦寒直折心火;大黄丸用大黄、黄芩清泻中焦邪热;玉露散用寒水石、石膏、甘草清泻胃火;白饼子用滑石、轻粉、半夏、南星、巴豆攻下食积痰湿；抱龙丸用竺黄、胆星清化热痰，雄黄祛痰解毒，麝香、辰砂芳香开窍而安神，以治小儿痰热内壅而致急惊实热等。凡此种种，均具有功宏力专的特点。当然钱氏对于香窜走泄，金石重坠之品的施用，从不孟浪，抑或用之，亦不过为其镇惊平肝、醒神开窍之需，常以中病即止为度，俾邪去而正安。诚如《阎氏小儿方论》所云："治小儿惊风痰热坚癖，能不用水银、轻粉甚便，如不得已用之，仅去痰即止，盖肠胃易伤、亦损口齿。"可见钱氏谴方，灵活机巧，合宜而用，为儿科方剂学的发展作出了贡献。

综上所述，钱氏在《内经》有关理论的指导下，结合临床实践，对阐发小儿生理特点、确立五脏为纲的辨证方法、强调望诊、重视脾肾以及论治、制方等诸多方面进行了深入的研讨。这些成就不仅系统地概括了《小儿药证直诀》一书的主要学术思想，同时说明《内经》理论对于奠定中医儿科学基础、促进儿科辨证论治及其整体观念的形成，起到了至关重要的作用。

总之，钱乙深得《灵》《素》之旨，在中医儿科学领域独辟蹊径、饶有建树，对后世产生了深远的影响。诸如，明代薛己、万全、鲁伯嗣，清代陈复正、夏鼎等医家，都在《直诀》的基础上有所发展；其五脏辨证为易水学派创始人张元素所遵循；治疗小儿外感热病经验，为清代温病学家所采纳；重视调治小儿脾肾，开创白术散升提举陷，甘温除热之法，以及地黄丸擅补肾阴的学术思想，为后来李杲的脾胃学说、丹溪的"阳有余、阴不足"之论提供了理论依据。因此，钱氏对中医学的影响实超出了儿科学的范畴。当然，由于历史条件所限，《小儿药证直诀》不可能完满无缺，但就钱氏的学术成就而言，他不愧是历史上最为杰出的儿科医家。

第三节　跟师临证，侍诊实录

王士福教授验案四则

王士福教授致力《黄帝内经》教学数载，其间，更沉酣神农、仲景之学，旁搜古今众家之长，验之临床，每多灼见。视其遣方议药，精而周详，量大

力专,常能应手取效。今择其验案四则,整理如下:

案一 热痹

刘某,女,41岁,1985年12月10日初诊周身关节肿痛月余。

患者肢节痹痛十载。近年渐成肿大畸形,化验类风湿因子阳性。今冬以来,痹痛加重,延医屡治,多取温燥辛通之施,其痛更甚。初诊,证见膝、踝、肘、腕等关节红肿灸痛,步履艰难,壮热口渴,体温常在37~39℃之间,便秘溲赤,舌红苔黄厚。六脉滑大洪盛。证属热痹,缘湿热久羁,著于经络,注于肢节,妄用辛燥,热盛化毒。一派阳明气腑热实之象,恐有里传入营之虞。急当清气通腑,兼固营阴。

处方:生石膏120g,知母30g,生大黄10g,小枳实15g,忍冬花丁各30g,白花蛇舌草40g,大生地黄40g,牡丹皮30g。三剂。

再诊,腑气已通,发热继减(体温38℃),关节痛势渐衰,唯红肿如故。此热毒与湿化之痰浊凝涩络道,非重剂豁痰参入虫类搜剔而不为功。守原方去枳实、大黄,加姜半夏、胆南星各60g,金蝎10g。嘱进七剂,关节疼痛衰其大半,体温降至37℃,局部红肿有减。后宗此方出入连服百余剂,生石膏约用三十余斤,关节红肿基本消失,步履较前灵活,化验类风湿因子转为阴性。

按:此案属类风湿关节炎并发热身肿痛之重疾。其治重在清热,恒以大剂白虎汤,方中生石膏用量120g系从《吴鞠通医案》治赵姓太阳痹证所悟,其方用石膏六两,曰:"六脉洪大已极,石膏少用,万不见效,命且难保。"又观治停饮兼痹一案,方用石膏一斤,并云:"停饮兼痹,脉洪,向用石膏,无不见效,……自正月服药至十月,生石膏将近百斤之多。"承先贤明训,遂放胆用之,果收卓效,始印证吴氏之言不为虚谈。此外方取大黄,枳实通腑导热,拟忍冬花丁、白花蛇舌草解毒通络,姜半夏、胆南星酌加全虫搜剔痰凝,则共奏全功。

案二 眩晕

孙某,女,58岁,1988年10月16日初诊,眩晕足软六、七日。

患者平素体衰,头眩动则即作。近因操持过度,曲运神机,连续3日夜寐不实,多梦纷纭。就诊时眩晕即作,足下酸软无力,视物昏花。伴见神疲懒言,时有五心烦热,舌质嫩红,脉沉弦小数,血压为210/140mmHg。

气血并亏之质,髓海失充之体。适逢身心过劳则虚风内旋,脑失所养则眩晕甚矣。姑宜益气养血,滋濡息风之法。处方:生黄芪60g,当归30g,白芍30g,川芎15g,生地黄30g,牡丹皮30g,黄芩15g,玄参30g,天麻20g,地龙30g。四剂。

药后眩晕大减,烦热已除,血压降至194/130mmHg。效不更方,继服三剂,眩晕渐止。原方去川芎加葛根30g,又进七剂,眩晕不著,诸恙已趋平定,并能操持家务,血压降至160/96mmHg。嘱常服枸菊地黄丸、人参归脾丸之类以图巩固。

按: 观今之医家治高血压眩晕,多以滋阴潜阳,平肝息风入手。殊不知眩晕之发,病因纷纭,见证多端,医者必于细微之处精心体认,方不致误。昔贤张景岳有云:"丹溪则曰:无痰不作眩,当以治痰为主,而兼用他药。余则曰:无虚不能作眩,当以治虚为主,而酌兼其标。"可见因虚致眩者,前人早有所识,况今之临床,亦不鲜见。孙某平素气血双亏、肾精不足,常有眩晕小作,所谓"上气不足"髓海空虚。故方中重用黄芪协同四物益气养血,神情动荡,郁火内伏,引动虚风上扰以致眩晕剧作,则配玄参、天麻、黄芪、牡丹皮、地龙之属兼顾其标,意取捷效。此案先后进行十四剂,不曾服用西药而眩晕渐止,血压徐徐降下,乃咸归医者辨证精当使然。

案三 胃脘痛

李某,男,38岁,1986年4月11日初诊,胃痛剧作十余日。

患者自述病因于恼怒、饮酒而脘痛卒发。其痛攻窜胸胁,阵阵加剧,几次更医,诸药罔效。望其面色青滞,舌边红紫,苔心薄黄,诊其六脉沉弦而滑。

时值壮年,忧恩恚怒,酒食失节,肝胃两伤,木土失和,致令气满胸膛,不通则痛。急施缓中止痛,佐以平肝抑木。

处方:杭白芍45g,甘草30g,枳实20g,生百合30g,川黄连10g,吴茱萸4.5g。三剂。

复诊,患者喜形于色,欣告旬日衰之痛之痛其八九,六脉弦象转缓。仍胸痞纳呆,小腹胀急,已三日未得更衣。继守原方加厚朴20g,大黄6g,仅服两剂。再诊,便通胀止,胸痞不著,进食如常。后议小剂平调肝胃之品三剂告愈。

按: 大凡脘痛一证,原因颇多,病机迥异。但不离阴阳、气血、寒热、湿燥诸端,所谓"不通则痛"矣。若论其治法,总以消除病痛为首务,故前人有"通则不痛"之说。明·虞天民《医学正传·心腹痛》云:"夫通则不痛理也,不通之法各有不同,调气以和血,调血以和气,下逆使之上行,中结使之旁边亦通也,虚者助之使通,寒者温之使通,无非通通之法也"。此论悉言治"痛"以通,非止一途。今视本案,脘痛剧作,攻窜难忍,诚当缓其痛势为先。《内经》云"肝苦急,急食甘以缓之",亦为通之用也。方中芍药,甘草系仲景缓急止痛之良方,配枳实苦辛微温善行中焦之气滞,更与芍药相伍,于平肝之中又俱和血调气之妙。至于百合其性甘润,能滋濡阳土,散行诸气,加之萸连辛开苦降,以除脘痞。诸药协同,虽云缓中,实另寓疏、濡、开和四义。俾中州升降有序,肝木条达,气血和畅,其痛焉能不愈。

案四 发热

李某,女,56岁,1988年11月2日初诊,发热伴泄泻3个月余。

患者于三月前因发热,腹痛,泄泻进住某院。经化验诊断为副伤寒。入院期间叠进抗生素及其他药物,迄出院时证无缓解。初诊时病仍发热,多于午后,自述持续大约百日。体温达38.5℃,兼有腹痛泻下不爽,日三四行,烦热口渴,尿现黄赤,胸痞纳呆,苔腻微黄,脉来滑数。

温热互结,郁蒸而热,下注肠间,泻而不爽。宜解肌清热,苦寒燥湿为治。

处方:生石膏60g,知母30g,粳米一撮,甘草10g,北柴胡10g,黄芩15g,黄连15g,葛根30g。四剂。

进方四剂,发热递减,体温降至37.5℃左右,泻下较前畅利。唯胸痞纳呆依然,此湿热阻遏气机之故。易方苦燥、轻宣、渗利并举。拟葛根15g,黄芩15g,黄连10g,白豆蔻仁10g,薏苡仁20g,杏仁10g,白通草10g,滑石

20g,淡竹叶15g,甘草6g。连服六剂,苔腻已化,体温复常,泻止痞除。嘱原方减量加青蒿15g,三剂善后。

按:本案发热,缠绵三月,证兼下利不爽、苔黄而腻,显属湿热无疑。询悉斯疾、病患夏秋,湿浊氤氲,天炎地蒸,暑湿伤人,直趋中道,则诸恙迭起。正如章虚谷所云:"湿土之气,同气相感,故湿热之邪,始是外受,终归脾胃"。观李患初诊,湿热久恋,烦热口渴,阳明热燔,脘痞纳呆,苔显腻象,太阴湿遏,湿热合邪,下迫肠道,故尔痛泄。施治之法当急取白虎意在清气解肌,辅以葛根、芩连以疗热痢下行,酌加柴胡和解退热。方进四剂,发热递减,果然奏功。奈利泄未尽,脘痞依然,故撤去白虎汤,易三仁汤合葛根芩连,集苦燥、轻宣、淡渗于一方。继进六剂,而收全功。一可湿热痼疾,虽难骤化,然辨证无误,药用灵活,层次清晰,每收事半功倍之效。

(阴 斌 宋俊生)

王士福教授应用加味半夏秫米汤经验

半夏秫米汤治疗不寐,始见于《灵枢·邪客》篇。后世方书虽有阐述,但近代应用,常囿于"胃不和则卧不安",又视其方平淡无奇,故临床用之者尚不多见。然王士福老师,通过多年实践,循经遵旨,潜心体验。于临证之中每遇顽固性失眠患者,审因论治,灵活变通,拟予重剂半夏秫米汤化裁,放胆投之,则功效甚捷。本人近一年来随其应诊,获益良多,耳染目睹,颇受启迪。今愿将治验四则,介绍如下,供同道参考。

例一

宋某,女,44岁,工人。

患者失眠已四载。时轻时重,甚则彻夜不寐,至昼日神情倦怠、悲观忧郁。延医屡治,皆属罔效。近日,不寐又甚,服西药速可眠之类仅睡2个小时,证见烦悸怔忡,头目眩晕、舌红苔微黄,脉弦劲小数。

失眠久罹,营血内耗,阴乏于内,阳盛于外。《灵枢·邪客》篇云:"卫气昼日行于阳。夜行于阴……行于阳则阳气盛……不得入于阴,阴虚故目不瞑。"观此,与斯证颇合,当"补其不足,泻其有余,调其虚实"宜补阴泄阳,调和为先。佐以镇敛心神法。

处方：清半夏50g，北秫米50g，生龙齿30g，珍珠母30g，北五味子12g，大麦冬20g，杭菊花15g。

遵嘱停服西药。进上方三剂，不寐好转。守原法继服六剂。再诊，患者喜形于色，欣告眠寐能达六七小时，且烦悸弦晕等证悉减。

例二

边某，男，25岁，工人。

素有失眠史，于一月前卒发面神经麻痹，经治疗后基本向愈。然近日旧疾辙发，入夜辗转反侧，难以成寐。证见心悸多梦，烦热口干，腰膝酸软等。舌质红，边尖赤、苔黄浊，脉细滑而数。

盖心主一身之火，肾主一身之水。心火欲其下降，肾水欲其上升。水火既济则寤寐如常，今寤多寐少，心悸腰酸、乃心火之亢，肾水之亏也？水火不交以致成阳不入阴之候。治宜调和阴阳，壮水抑火。

处方：清半夏60g，北秫米50g，云茯苓15g，大生地黄20g，小川黄连6g，生龙齿30g，夜交藤30g。

上方连服六剂，功效即彰，寤寐始得其平。唯口干心烦，足软腰酸未除，拟前方去夜交藤，加杭茱萸肉12g，又进三剂则诸恙继减。后以平补心肾之方加服万氏牛黄清心丸，调理收功。

例三

陈某，男，干部。

两年前曾患不寐，迨时消失，但平素时常心悸，夜卧梦多、肢倦神疲。近因情怀不畅，而致胃中嘈杂，泛恶纳呆，胸痞咳痰，每至夜间不能瞑寐，其苦莫可名状。舌胖苔腻，六脉弦滑。

中虚之质，肝木乘之，太阴健运无权，阳明升降失司。气郁不达，湿遏痰阻则诸恙迭起。《素问·逆调论》："下经曰：胃不和则卧不安，此之谓也。"辨证求因，当宜半夏秫米汤加味。斡旋中州，调和阴阳。俾升降有序，以奏和胃安神之功。

处方：清半夏60g，制胆南星30g，北秫米50g，云茯苓15g，广陈皮10g，焦麦芽 15g,炒枳壳 10g。

服上方三剂,嘈杂泛恶已不著。食纳有增,寐已能安,再宗原法损益,又服四剂,寐复如常、余证消失。

例四

扈某,女,57 岁,退休工人。

久患神经衰弱史,长达 20 余年。其间,诸证相迭,此起彼伏,从无休止。然唯以不寐一症辗转缠绵,最为痛楚。刻诊:心悸气怯,懒言汗出、入夜失眠,若偶得小睡,常因筋惕而醒,至昼日神疲,周身乏力,少食纳呆,面无华色。苔薄舌淡,脉弦细而软。

气血并亏之质,心脾俱失所养,化源日竭,营卫失调,悸惕动而不宁,神魂荡而失守,故失眠作矣。《灵枢·营卫生会》篇"老者之气血衰……其营气衰少而卫气内伐,故昼不精,夜不瞑",与此合拍。姑拟协和阴阳、调补营卫之法。宜半夏秫米合桂枝加龙骨牡蛎汤。

清半夏 60g,北秫米 50g,桂枝尖 10g,生白芍 15g,炙甘草 6g,生龙骨、生牡各 30g,全当归 15g,姜 3 片,枣 5 枚。

服上方三剂即收功效。患者欣告:眠寐已达四小时。翌晨顿觉清爽,惊悸之象亦有衰势。效方毋庸更彰。俟后,约服十余剂不寐基本已愈。后议调补心脾,宁静安神之方缓缓图之,据悉久未复发。

【跟师体会】

一、"半夏秫米汤"方出《黄帝内经》一书,乃为临床治疗不寐而设,距今之年代相去远矣。千古以降,历代医家皆有遵循。如《灵枢·邪客》篇曰:"卫气……昼日行于阳,夜行于阴……行于阳则阳气盛……阴虚,故目不瞑……补其不足,泻其有余,调其虚实,以通其道而去其邪,饮以半夏汤一剂,阴阳已通,其卧立至。"观其所论,甚为精辟,理法方药,丝丝入扣。故后世以阴阳失宜,阳不入阴而立论,应用是方,莫不宗此。

二、大凡失眠一症。原因甚多,治法迥异,临证尤当细审。综观上述四案,多属棘手之疾,或由阳盛阴虚(宋案),或由心肾不交(边案),或由胃气失和(陈案),或由营卫失常(扈案)。病因殊途,见证纷纭,终致不寐。但究其病机,仍不越阴阳失和,阳不入阴。先贤李中梓云:"本之为言,根之源也,世未有无源之流,无本之木。澄其源而流自清,灌其根而枝万茂,自然之经也,故善为医者必责于本。"是故施治之法,必当思求经旨,澄源清流,且勿汲汲于安神,恒以调和阴阳为先,其次辅以镇敛心神、交通心肾、和胃祛痰、调补营卫。宜半夏秫米汤变通化裁,则收事半功倍之效。

三、半夏秫米汤,仅以半夏与秫米二味组成,方虽平淡,而立意幽深。考半夏一药,成熟于夏秋之间,得天独厚。故用于阳不交阴之不寐,尤为中肯。正如《本经疏证》云:"半夏味辛气平,体滑性燥,故其为用,辛取其开结,平取其止逆,滑取其入阴,燥取其助阳。而生于阳长之会,成于阴生之交。故其为功,能使人身正气自阳入阴……则《内经》所谓'卫气行于阳,不得入于阴,为不寐,饮以半夏汤,阴阳既通,其卧立至'是也。"此外方中配以秫米,甘而微寒,泄阳补阴,且可监制半夏之辛燥,二药一温一凉,相辅相行。乃不失为调和阴阳以疗不寐之良方。

四、《素问·逆调论》言"阳明逆,不得从其道,故不得卧也",提出"胃不和则卧不安"的理论,这对指导后世沿用半夏秫米汤治疗胃有痰浊之失眠,本无可非议。但近代之应用常囿于此,不免一叶障目。殊不知胃之不和,仍不离阴阳之升降失调使然矣。盖脾胃者,同居中焦,一脏一腑,一阴一阳,一运一纳,一升一降,相反相成,乃为斡旋之州。若阳明气逆,有升无降,致令脘胀嘈杂,壅滞不疏,难以入寐。皆本于阴阳和调之失宜故曰胃不和也。张琦有云"阳明逆则诸阳皆逆,不得入于阴故不得卧",则一言以蔽之。因此,临床应用半夏秫米汤当以阴阳失调为依据。

五、据临证观察,本方获效之关键,在于主药半夏非量大力专而不为功。上述四案,其用量均至50g~60g,并无不良反应发生。若视半夏有小毒,望而生畏,以常规用量投之往往功效不著,尝观《吴鞠通医案》痰饮门治李姓不寐案,方用半夏量至二两,据述取效甚捷。今验之临床,果然收效。实发人深思,耐人寻味。

通降，温运——慢性萎缩性胃炎治验

慢性萎缩性胃炎，系因胃之炎症浸润，腺体大部萎缩消失而命名。以上腹饱满疼痛、食欲减退，或恶心嗳气为主要表现。证属中医胃脘痛、痞满、嘈杂等范畴。据多年临证体验，本病一经罹患则辗转缠绵。甚至兼夹面枯消瘦，肢倦便溏等虚象，故治之颇为棘手。

综观本病特点，唯以痞满膜胀最为显著，而疼痛稍逊。究其病机乃肝、胃、脾三经相干为患，每呈虚实互见、寒热错综之势。细思胀满之成，总与气机失于斡旋息息相关。故临证施治，当谨守病机，详辨虚实，分清在脏在腑，孰轻孰重，毋忘宜畅中宫之气机，方不致误。

一、气实壅满，主以通降

大凡本病初起，或因复发急作，多见脘腹胀痛，饱食则甚，或攻窜胸胁，嗳气呕恶，便结不爽等症。诊其脉多见沉弦，或兼细滑。此时尤以观察舌象之变化最为紧要：如舌苔微燥、微腻、微黄等，但见其一便是，不必悉具。此属内实中满、肝胃气逆之候，其治在胃，主以通降，辅以调肝。抑或实中夹虚，亦须俟胀痛之势衰缓，再议图本。此法宜首选仲景厚朴三物汤为基础方，参入芍药甘草汤、百合汤等诸方化裁，共奏行气通下、缓肝定痛之功效。正如《经》云"奇之不去则偶之，是谓重方"之例矣。

余向读《内经》有"传化物而不藏"之说，则明六腑"以通为用、以降为顺"之理。又思《金匮要略》"痛而闭，厚朴三物汤主之"之训，遂茅塞顿开，乃悟"闭"之内涵实与斯证颇合。所谓"闭"者，概言脘腹痞满之甚，上则闭而不食，下则闭而便难，不通则痛，皆六腑之气不行矣。可见古人一字千金，妙义深邃，诚属画龙点睛之笔。考仲景立小承气汤治痞满实而不燥，设厚朴三物疗脘腹痛闭。药味虽同，用量不一，则功效各有侧重。前者积甚于胀，满实偏于下腹，故重用大黄荡涤攻积；后者胀甚于积，满痛偏于中脘，故重取厚朴行气除满。如尤在泾所云"痛而闭，六腑不行矣，厚朴三物汤与小承气汤同，但承气意在荡实故君大黄，三物意在行气故君厚朴"，可谓一语中的。有鉴于此，运用本方务须恪守仲师明训，权衡用量，方能奏效。君药厚朴应予 30g 以上，枳实不低于 20g，至于大黄用量当结合症情酌定，不可孟浪。据多年实践体会，掌握大黄的不同用量，则收不同功效：如 3g 能健胃醒神，增进食欲；4.5~6g 可使大便微利而专于涩滞不爽；若用 10g 以上意在攻逐荡实，推陈致新。凡此种种，咸归医者灵活变通。

《神农本草经》谓芍药"主邪气腹痛"，《名医别录》说甘草"通血脉，利血气"。拟芍药 30g，甘草 10g 擅和营救逆、行挛止痛，既统治多种腹痛，又可疏缓肝木之急而利中宫气机之畅达。《本草纲目》言百合"主邪气腹胀心痛，除心下急满"；《医学从众录》赞誉百合"诸气俱调"，治心腹气痛"屡试屡效"。余经历验多年，认为陈氏之言不为虚谈，故赏用之。乌药辛温，行气止痛，此与百合为伍名曰百合汤，二药一温一凉，相得益彰，不失为主治心腹痛之良方。此外《本草备要》谓槟榔"苦温破滞⋯⋯攻坚去胀"，故参入本法尽可协同诸药、导气下行而扬其效果。

上方虽以苦辛微温居多，但又不乏甘润相佐。如百合之甘润生津，芍药甘草之酸甘化阴，实属"刚中见柔"之意。据临床观察，本法功专力宏，直趋中道，如用之得当，药至 3 帖即收显效。即经云"中满者泻之于内"也。

◎验案举隅

刘某，男，38 岁，1984 年 9 月 8 日初诊。

病发月余，初始脘满胀楚，常有嗳气。延医施治，动辄香砂六君之属反致胀痛并作，继而波及下腹，饱食则甚，大便滞下不爽。经胃镜检查，诊为萎缩性胃炎。舌苔微燥略黄，脉来沉弦兼滑。内实中满，气壅脘腹，急宜行气通下之法：厚朴 30g，枳实 25g，熟大黄 6g，百合 30g，乌药 20g，白芍 30g，槟片 30g，黄连 9g，甘草 10g。上方连服 3 剂，便已通畅，腑气已行，胀痛之势衰其大半。唯嗳气频作，纳呆少食，宗原方去槟片加吴茱萸 3g，九香虫 6g，以此方出入共服 10 余帖，诸恙悉除。嘱其调节饮食，畅达情志，以防复发。

二、脾阳不振 注重温运

萎缩性胃炎迁延日久，辗转失治，每可由胃及脾，多伤脾阳。证以脘腹满痛，隐隐不适，面枯萎黄或㿠白无华，形寒倦怠，大便溏薄，舌淡苔白滑，脉濡缓软弱者居多。综合脉证，显为脾阳不振、虚多实少之候。此与前者病机迥异，故其治在脾，当温中散寒，兼以行气。忌习俗漫施香燥，戕伤中阳。宜用荜茇、干姜、砂仁、肉豆蔻酌加川厚朴、枳实为基础方，变通化裁。俾脾阳得以温运，气机得以斡旋，则阴霾消散，诸恙悉除。

干姜功擅温中助阳，《名医别录》谓主治"寒冷腹痛……胀满"，尤适中阳不振所致之脘腹胀痛、便溏畏冷之证。荜茇气味辛热，长于暖中散寒，《本草求真》云"凡一切风寒内积……停于肚腹而见中满痞实疼痛，俱可用此投治"。二药相配，为本法用以温运脾阳、消除阴凝之要药。观古今医者常畏荜茇多用泄人真气，抑或投之，不过3~6g，殊不知小量与之仅俱和中散逆止呕之效，欲振奋中阳，驱散寒浊，有如隔靴搔痒，此非20~30g，则不为功。余用此有年，功效卓著，从无副作用发生。况本法又以肉豆蔻之温脾止泻、砂仁之醒脾行气，与姜、荜相施为辅，可速增温中健脾、止泻定痛之功。

夫中阳不振，常致太阴健运无权，阳明升降失司，而令湿浊聚生，气机不行。如《内经》所谓"浊气在上则生月真胀"。于是呈现痞满、呃嗳等症在所难免，此乃虚中夹滞，故加入川厚朴、枳实各12g，以行气燥湿、消痞散结。熔温运扶阳与行气通滞于一炉，标本相得，诸恙焉能不除。然斯证究属顽疾，多有反复，难求速功，尤须缓缓图之。

综观上法，主以温阳散寒，故施之干姜、荜茇之类。至于人参、黄芪、白术之属，甘温益气，有令中满壅塞之嫌，且不利于消除痞满，故不予选用。此类药物长于补气或升举，偏治脾胃气虚，经临床验证，每用于气虚所致之胃、十二指肠溃疡及胃下垂等病，诚有良效。

若中阳虚馁，清浊混淆，以致便泻稀薄或完谷不化者，独重用麦芽炭60g，其效颇佳。凡属慢性腹泻诸如久治难愈之结肠炎之类，以此参伍也莫不应手取效。今观近代医家,动辄即施石榴皮、诃子肉等酸收涩肠之品,恒有壅塞气机之弊。一旦辨证失当则贻害匪浅。然麦芽甘平,炒炭为用,其止泻之力远非他药所及。

大抵病罹日久,不免戕伤脾阳,而更易暗耗脾阴。可兼见舌淡少津、唇干口燥、形瘦肌热等象,遂至脾之阴阳俱虚,不可不审。故于本法酌加山药30g,薏苡仁20g,白芍15g,取其甘淡滋濡、固护脾阴。

设或兼见舌质青紫、脘腹胀楚犹如针刺,乃属寒凝瘀。此与一般气滞而令血行瘀阻之病机迥异,故不可泛用灵脂、蒲黄之类。况本品究属攻伐,有伤脾气,不适寒瘀,理应忌之。宜仿《金匮要略》桂枝茯苓丸之意,加入桂枝10g,以其色赤入心,专主温通血脉。俾阳气得温,寒凝得散,血行畅利,其瘀自化。

◎验案举隅

刘某,女,53岁,1984年11月29日初诊。

素有肾盂肾炎及萎缩性胃炎病史。近3年来形体日羸,纳谷渐衰,脘满痛楚屡有发作。延医屡治,服用中西药品,均属罔效。刻诊脘满痛胀,绵绵不休,面枯少华,神倦畏冷,日飧泄二三行,舌淡苔白滑,六脉弦缓少力,病属中阳不振、升运无权,气失宣畅。治从太阴,兼施行气,药用:干姜10g,荜茇30g,肉豆蔻10g,砂仁9g,白芍20g,川厚朴15g,枳实10g,甘草6g,大枣5枚,麦芽炭60g。进药7帖,患者欣告脘痛痞满明显减轻,纳谷渐馨,飧泄不止,便日一行,初硬后溏,唯神倦乏力,虚非一日,尚须缓图。减荜茇为20克,麦芽炭易炒麦芽,续服20余剂。诸恙不著,精神及体力均有好转。宜宗原法,配制丸剂,日服2次,调其善后。

综观本病,病程迁延,症情纷杂,缠绵棘手。故于施治之中,对其遣方议药,尤应审慎。据多年之临证体会,论治斯证,欲取良效,用药当有三忌:一曰初病多实,抑或夹虚,切忌温补,否则壅滞恋邪,有如"火上添薪"。宜主通降,内寓滋濡,以防辛燥太过,有伤正气。二曰脾之阴阳俱虚,切忌一派辛香温燥,勿令诛伐太过,益伤阴阳,此宜"温中寓润",方能提高疗效。三曰久病伤阳,寒凝致瘀,切忌漫施行血化瘀之品。此宜温通血脉,澄本清源,瘀血自能消散。尝观某些医家,不究此理,多犯此忌,故鲜有功效,乃属憾事。

(王士福 阴 斌)

咳嗽、痰、喘诊余心得

咳嗽是呼吸系统的防御性反射。轻度咳嗽既有利于排痰,又可清洁呼吸道,故一般不需要施用镇咳药,但严重的咳嗽,在针对病因治疗的同时,应给予镇咳药,以解除病痛;若因痰多而咳嗽过剧者,当以祛痰为主,辅以适量镇咳药,切忌单独应用强力镇咳药,因为咳嗽虽止,大量积痰不能排出,造成阻塞式继发感染,导致病情加重。

痰是呼吸道炎症的产物,主要由气管、支气管、腺体和杯状细胞分泌的黏液和浆液组成,还掺杂有炎性渗出物和脱落细胞等。积痰能阻塞呼吸道引发咳嗽,加重感染。祛痰药能促进痰液排除,其作用原理有三:促进呼吸道腺体增加分泌,使痰液稀释;分解痰液中黏多糖及黏蛋白等黏性物质,使黏痰液化,易于咳出;加速呼吸道黏膜上皮纤毛运动,使液易于排出。

至于气喘的发生,根据起病与临床表现可分为感染型(诱发原因多为反复的上呼吸道感染或肺部感染)、吸入型(又称为外因型或花粉型喘息)、混合型(兼有以上两型特点)等三种类型,临床上可以根据不同情况采取相应的治疗。

总之,咳嗽、咳痰、气喘是由一定病因引起的继发症状或称外在表现。临床中最为常见的为外源性吸入致病病毒、致病菌后,引发呼吸系统感染,或引发炎症,继而表现出发热、咳嗽、痰喘等症状。治疗时一般先分别选用抗病毒、抗菌药以消除诱因,同时辅以止咳药、平喘药、祛痰药。在药物的应用上,有大量抗生素、抗病毒药物、化学药物(西药)可供选择,但一种西药很难发挥综合治疗的效果,须同时服用多种药物。与之相比,有一些中成药既能抗病毒、抗菌消炎,同时也能很好地发挥解热、止咳、祛痰、平喘等作用,充分体现了标本兼治的原则,不仅疗效显著,且毒副作用小,备受患者好评的达仁堂清肺消炎丸(小蜜丸)即是典型一例。

附录 阴斌教授论著

一、论文

[1] 阴斌. 关于中风若干问题及临证施治的体会. 天津市中医药学术交流年会. 1979, 10

[2] 阴斌. 王士福老师应用加味半夏秫米汤经验介绍. 天津中医学院学报, 1982(0): 39-40

[3] 李筠, 王士福, 阴斌. "肾若燥, 急食辛以润之" 小议. 天津中医学院学报, 1989(2): 8-10

[4] 冯庚玮, 阴斌, 索良玉, 等. 脾阳虚患者胆囊收缩功能的观察. 天津中医, 1989(2): 19-20

[5] 阴斌, 宋俊生. 王士福教授治验掇英. 天津中医学院学报, 1989(1): 32-34

[6] 冯庚玮, 阴斌, 索良玉, 等. 成人肺炎中医分型及胸部 X 线表现的探讨. 天津中医, 1989 (4): 10-11

[7] 阴斌. 对《内经》论述水肿病的探讨. 天津中医学院学报, 1991(2): 3-5

[8] 阴斌. 试谈张锡纯对《内经》理论的临证发挥. 天津中医, 1991(6): 29-30

[9] 王士福, 阴斌. 以通降法、温运法为主治疗慢性萎缩性胃炎. 吉林中医药, 1991(6): 1-3

[10] 阴斌. 清肺消炎丸 150 例临床观察. 全国疑难杂症诊治学术研讨会大会交流. 1993, 6

[11] 阴斌. 钱乙对《黄帝内经》小儿特点、五脏辨证及其诊治的研究. 天津中医学院学报, 1993, 3: 39-43

[12] 阴斌.《内经》"厥"与"脑卒中"及其分期论治之我见. 国际中西医结合脑病学术会议. 1993

[13] 阴斌. 清肺消炎丸 330 例临床疗效观察. 中国. 天津第一届国际中医学术交流会议. 1996, 10

[14] 李芸芙, 阴斌. 耳压与体针并用治疗单纯性肥胖 500 例的临床观察. 美国旧金山: 国际现代中医药学术交流大会. 1996, 6

[15] 王玉兴, 阴斌. "治节" 含义再识. 中国中医基础医学杂志, 1996, 2(1): 55

160

[16] 刘庆华，史丽萍，阴斌. 神明与心肾关系的探讨. 北京中医药大学学报, 1997, 20（3）: 23-24

[17] 王玉兴，杨锦绘，阴斌. "汗出而散" 析疑. 天津中医, 1997（3）: 134

[18] 阴斌.《内经》理论与临证遣方举要. 天津中医学院学报, 1998（1）: 2-4

[19] 阴斌.《内经》针刺理论与几种特殊针法刍议. 中国. 天津第二届国际中医学术交流会议. 1998

[20] 阴斌.《内经》治 "水" 的原则和方法. 中医药通报, 2002（3）: 16-17

[21] 张宝发，阴斌. 略述几种特殊针法的应用. 中国城乡企业卫生, 2003（3）: 48

[22] 贾滢波，马秀芹，阴斌. 温中降逆法治疗慢性胃炎及消化性溃疡 35 例临床观察. 现代中西医结合杂志, 2004（23）: 3145

[23] 阴斌. 咳嗽、痰、喘的发生与治疗. 开卷有益（求医问药）, 2004, 1: 33

二、著作

[1] 孙承禄，阴斌，杨毓隽. 中医学解难·内经分册. 天津: 天津科学技术出版社, 1986

[2] 程士德主编，阴斌参编. 中医学多选题题库·内经分册. 太原: 山西科学教育出版社, 1988

[3] 阴斌参编. 缓中法治疗胃脘痛. 史宇广，单书健主编. 当代名医临证精华·胃脘痛专辑. 北京: 中医古籍出版社, 1988: 63-67

[4] 阴斌参编. 治痹之秘在于重剂. 史宇广，单书健主编. 当代名医临证精华·痹证专辑. 北京: 北京中医古籍出版社, 1988: 20-30

[5] 阴斌，杨毓隽. 内经复习指南. 天津中医学院内部教材, 1992

[6] 戴锡孟主编，阴斌编委. 中医经典著作选读. 北京: 中国医药科技出版社, 1993

[7] 阴斌参编. 固精、养气、调神. 郭德隆主编. 名医名家养生经验集萃·中老年养生. 天津: 天津科学技术出版社, 1993: 338-346

[8] 王云凯主编，阴斌编委. 中国名著名医名方. 石家庄: 河北科技出版社, 1993

[9] 阴斌参编. 李杲对《黄帝内经》脾胃内伤理论及其治则的研究等 4 篇. 王洪图主编黄帝内经研究大成·第二篇《黄帝内经》学术研究发展史. 北京: 北京出版社, 1995

[10] 刘庆华，刘彦辰主编，阴斌主审. 实用植物本草. 天津: 天津科学技术出版社, 1998

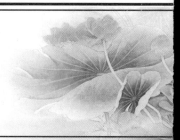

跋

　　阴斌离我而去已有 5 年。他走后的年年月月日日，我都在默默地思念。失去亲人的凄苦，非亲历绝无刻骨铭心的感知。

　　作为丈夫的阴斌，他关爱家人无微不至；作为医生的阴斌，他体恤患者恪尽职守。他视病人为亲人，精心诊断悉心医治。他开出每一张处方，都要经过再三思量，既紧密切合患者病情，又充分考虑病家负担。病家能想到的他都能想到，病家想不到的他也考虑得十分周全。他确实是一位"德医双馨"的好医生。当阴斌同病人和他们的家属在一起的时候，我总会深切地感到阴斌不但属于我们这个小小的家庭，而且属于社会这个大家庭。所以，阴斌在世时，我曾多次同他讨论过整理处方的事，我希望他能把自己从医的经验通过一张张处方提炼出来。起初，阴斌不以为然，他说每个医生都会这样做的。但我坚持说，你是把病人当作亲人的，每一张处方都有你的一份真心。他沉默了，像是接受了我的建议。但我没能等到这一天，阴斌突然走了，永远离开了他的亲人，他的病人！

　　阴斌走了，还有他的学生在。他们整理了先生留下的大量医案和处方，用近 2 年时间整理成册，交付印刷出版，帮我了却了心愿。谨向他们表示衷心的感谢！

　　张伯礼、张大宁教授为书作序，也请接受我深深的敬意！

张四维

58检